Kama-sutra

PARA
DUMMIES™

Kama-sutra

PARA

DUMMIES™

Alicia Gallotti

Obra editada en colaboración con Centro Libros PAPF, S.L.U. – España

Edición publicada mediante acuerdo con Wiley Publishing, Inc.
© ...For Dummies y los logos de Wiley Publishing, Inc. son marcas registradas
utilizadas bajo licencia exclusiva de Wiley Publishing, Inc.

© 2013, Alicia Gallotti
© 2013, El Sava, para las ilustraciones del interior
© 2013, Pedro Richard, para las ilustraciones del interior

© 2013, Centro Libros PAPF, S.L.U.
Grupo Planeta
Avda. Diagonal, 662-664
08034 – Barcelona, España

Reservados todos los derechos

© 2013, Editorial Planeta Mexicana, S.A. de C.V.
Bajo el sello editorial CEAC M.R.
Avenida Presidente Masarik núm. 111, 2o. piso
Colonia Chapultepec Morales
C.P. 11570, México, D. F.
www.editorialplaneta.com.mx

Primera edición impresa en España: marzo de 2013
ISBN: 978-84-329-0138-6

Primera edición impresa en México: agosto de 2013
ISBN: 978-607-07-1813-7

Impreso en los talleres de Litográfica Ingramex, S.A. de C.V.
Centeno núm. 162, colonia Granjas Esmeralda, México, D.F.
Impreso en México – *Printed in Mexico*

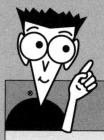

¡La fórmula del éxito!

Tomamos un tema de actualidad y de interés general, añadimos el nombre de un autor reconocido, montones de contenido útil y un formato fácil para el lector y a la vez divertido, y ahí tenemos un libro clásico de la colección Para Dummies.

Millones de lectores satisfechos en todo el mundo coinciden en afirmar que la colección Para Dummies *ha* revolucionado la forma de aproximarse al conocimiento mediante libros que ofrecen contenido serio y profundo con un toque de informalidad y en lenguaje sencillo.

Los libros de la colección *Para Dummies* están dirigidos a los lectores de todas las edades y niveles del conocimiento interesados en encontrar una manera profesional, directa y a la vez entretenida de aproximarse a la información que necesitan.

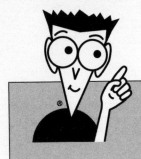

www.paradummies.com.mx
www.facebook.com/dummiesmx

¡Entra a formar parte de la comunidad Dummies!

El sitio web de la colección *Para Dummies* está pensado para que tengas a mano toda la información que puedas necesitar sobre los libros publicados. Además, te permite conocer las últimas novedades antes de que se publiquen y acceder a muchos contenidos extra, por ejemplo, los audios de los libros de idiomas.

Desde nuestra página web, también puedes ponerte en contacto con nosotros para comentarnos todo lo que quieras, así como resolver tus dudas o consultas.

También puedes seguirnos en Facebook (www.facebook.com/dummiesmx), un espacio donde intercambiar impresiones con otros lectores de la colección.

10 cosas divertidas que puedes hacer en www.paradummies.com.mx, y en nuestra página en Facebook.

1. Consultar la lista completa de libros *Para Dummies*.
2. Descubrir las novedades que vayan publicándose.
3. Ponerte en contacto con la editorial.
4. Suscribirte a la Newsletter de novedades editoriales.
5. Trabajar con los contenidos extra, como los audios de los libros de idiomas.
6. Ponerte en contacto con otros lectores para intercambiar opiniones.
7. Comprar otros libros de la colección.
8. Publicar tus propias fotos en la página de Facebook.
9. Conocer otros libros publicados por el Grupo Planeta.
10. Informarte sobre promociones, presentaciones de libros, etc.

Sobre la autora

Alicia Gallotti es escritora y periodista y una de las más reconocidas especialistas en sexualidad en España y Latinoamérica gracias a sus exitosas obras de divulgación.

Ha escrito en la revista *Playboy* durante más de quince años, en diversas publicaciones femeninas y ha participado en numerosos programas de radio y televisión, siempre abordando diferentes aspectos del erotismo con un enfoque práctico y psicológico.

Entre sus títulos destacan *El nuevo Kama-sutra ilustrado, Placer sin límites, Kama-sutra y otras técnicas orientales, Kama-sutra para la mujer, Kama-sutra para el hombre, Kama-sutra gay, Kama-sutra lésbico, Kama-sutra del sexo oral, Kama-sutra XXX, Juguetes eróticos, Sexo y Tantra y Kama-sutra: las 101 posturas más sensuales*. Su obra ha sido publicada en quince países y se ha traducido, entre otros, al portugués, al ruso y al catalán. Varios de sus libros alcanzaron los primeros puestos de ventas en su género en Portugal.

Puedes seguir sus últimos trabajos y ponerte en contacto con ella a través de su página web: www.aliciagalloti.com

Sumario

Introducción

· ·

*E*l erotismo es una de las fuentes de mayor gratificación natural que tenemos. Más aún: si en la naturaleza hay una fuerza intensa capaz de satisfacer al ser humano tanto en lo físico como en lo psíquico, ésa es sin duda la energía sexual. Su potencia es tal que contribuye a armonizar y elevar el flujo de la energía vital. Y que eso es así se sabe desde épocas remotas, como demuestran textos como el Kama-sutra, que no sólo es el gran clásico de la literatura erótica de todos los tiempos, sino también un libro que parece escrito ayer mismo, tal es la rabiosa y desprejuiciada modernidad de sus planteamientos.

No obstante, y en comparación con aquellos maestros hindúes que escribieron el Kama-sutra hacia el siglo v, nuestra sociedad occidental no se ha distinguido, generalmente, por su tolerancia hacia el sexo. Sólo en tiempos relativamente recientes puede hablarse de haberse alcanzado un alto grado de evolución en este campo, aunque aun así siguen vigentes muchos prejuicios, mitos y tabúes que dificultan el libre disfrute de esos regalos que son el erotismo y la sexualidad. A que ello sea así ha ayudado el papel cada vez más igualitario alcanzado por la mujer en relación con los hombres y sus relaciones afectivas, si bien hay que reconocer que aún persisten miedos y reparos en lo que concierne a disfrutar del sexo libremente dejándose llevar por los sentidos hasta alcanzar el placer.

Este libro está concebido para acabar con esa situación y ofrecer una serie de conocimientos, consejos y propuestas que, tanto si eres hombre como mujer, te ayuden a vivir el sexo plenamente. Porque una cosa está clara: ser conscientes de la importancia del sexo lleva a sentir interés por mejorar los aspectos sexuales de nuestra vida mediante la búsqueda de nuevos estímulos para disfrutar de un grado cada vez más alto y refinado de erotismo.

Acerca de este libro

Kama-sutra para Dummies, así pues, es un libro que quiere ofrecer información sobre la sexualidad en su espectro más amplio, desde la esfera fisiológica y corporal hasta la emotiva y psicológica. Al disponer de una información completa y veraz, tanto si eres hombre como si eres mujer no sólo te comprenderás mejor a ti mismo en ese plano, sino también a tu pareja, de modo que os sentiréis libres para escoger el camino que os lleve a lograr juntos las más altas cotas de placer y mutua comprensión.

Entre los temas que trato en este libro hallamos:

✔ Un análisis de la psicología del hombre y la mujer, y de sus respectivas formas de vivir la sexualidad.

✔ Una aproximación a los genitales y otros órganos sexuales internos, tanto masculinos como femeninos.

✔ Consejos para sacarle todo el partido posible a los sentidos en el juego erótico.

✔ Un repaso a las zonas erógenas de él y de ella.

✔ Las fases en las que se divide el orgasmo y cómo lo experimentan las mujeres y los hombres.

✔ Ideas para vivir más plenamente la sexualidad, desde la masturbación y las fantasías hasta el sexo oral.

✔ Un repaso completo a la amplia variedad de anticonceptivos que pueden hacer que disfrutes del sexo sin temor a un posible embarazo.

✔ Propuestas de posturas con las que conseguir que el sexo sea siempre una experiencia diferente que no conoce lo que es la rutina.

Lo que me gustaría es que, tras la lectura de este libro y la puesta en práctica de los consejos que en él te doy, tu forma de encarar el sexo se vea libre de esos miedos, vergüenzas y prejuicios transmitidos por las costumbres, la sociedad o la cultura, pero que no tienen ninguna razón real de ser.

¿A quién le interesa este libro?

Al preparar este libro tenía algunas ideas acerca de ti como posible lector:

✔ Tu relación con tu pareja está cayendo en la monotonía y buscas ideas para recuperar las sensaciones perdidas y, con ellas, la pasión.

✔ Gozas de una activa vida sexual, pero quieres seguir descubriendo aspectos del erotismo que te abran nuevas posibilidades, por ejemplo, en el campo de las posturas.

✔ Practicas habitualmente el sexo, pero por una razón u otra no te satisface todo lo que crees que debiera y quieres saber qué es lo que está fallando.

✔ En el momento de hacer el amor tienes la sensación de que tu pareja no disfruta contigo, por lo que te preguntas si hay algo que tú puedas cambiar y, en caso de que sea así, te gustaría saber cómo ponerle remedio.

✔ Eres una persona que, por su educación o carácter, siempre ha visto el sexo como un misterio, por lo que te gustaría conocer mejor sus secretos y, sobre todo, perderle ese miedo que hasta ahora le has tenido.

Si alguno de éstos es tu caso, o simplemente eres una persona a la que todo lo referido a la sexualidad y el erotismo le interesa, estoy segura de que la lectura de este libro te será de gran ayuda. Lo he escrito con este propósito.

Cómo está organizado este libro

Como es habitual en todos los libros de esta colección, *Kama-sutra para Dummies* está organizado para que el lector encuentre fácilmente el tema que más le interese. Con este fin, consta de cinco partes, cada una de las cuales trata un asunto y está dividida a su vez en varios capítulos y secciones:

Parte I: En busca de la plenitud

Seguro que has oído hablar de ese clásico de la literatura erótica hindú que es el Kama-sutra. Incluso es posible que hayas tenido en las manos algún ejemplar y te hayas quedado prendado de sus sensuales, y muy explícitas, ilustraciones. Pues bien, este libro no pretende ser un comentario de tan venerable texto, sino una puerta de entrada al mundo del goce y el placer al que nos invita. En los capítulos de esta primera parte descubrirás toda la importancia que la sexualidad, la sensualidad y el placer tienen en nuestras vidas, y entenderás por qué una vida sexualmente plena es sinónimo de una vida mejor, libre de prejuicios que son producto de las convenciones culturales y sociales.

Parte II: Cuerpo, mente y sexo

El erotismo y el sexo no tienen que ver sólo con el cuerpo y, más en concreto, ni sólo con los genitales: para que de verdad sea una experiencia que lleva al éxtasis a los dos miembros de la pareja es necesario que entren en juego la mente y las sensaciones. Es de eso de lo que voy a hablarte en esta parte. Si la lees, descubrirás el papel esencial que desempeña la psicología y las diferencias que se dan entre la mente masculina y la femenina.

Igualmente, trataré un tema no menos interesante como es el de las hormonas, esas sustancias que no sólo regulan el funcionamiento de nuestro cuerpo, sino que están también detrás del goce y el placer. Y si de éstos hablamos, ¿qué mejor que referirse, a aquello que los ponen en marcha? Me refiero a los cinco sentidos. Si sabes jugar con ellos y sacarles todo el partido, tendrás en la mano la llave del máximo goce.

Parte III: Biología y algo más

Si se habla de sexo, hay que hacer obligatoriamente mención a los aspectos físicos, empezando por aquellos órganos y genitales que diferencian a hombres y mujeres. No por nada dos cuerpos que se entrelazan y unen hasta ser uno solo constituyen el fin del erotismo. Por ello, te voy a ayudar a descubrir los centros corporales más íntimos, aquellos que acaparan un protagonismo más activo en el juego erótico y su culminación. La explicación te servirá para conocer también aquellas zonas erógenas cuyo estímulo desencadena el deseo y la necesidad de satisfacerlo hasta llegar a ese momento supremo que es el orgasmo. Las posibilidades del autoerotismo y la fantasía, así como una mirada a los métodos anticonceptivos cuyo desarrollo tanto ha contribuido a la liberación sexual que hoy disfrutamos son otros temas que aparecerán en esta parte.

Parte IV: El escenario del juego sexual

Llega el momento de poner en práctica los distintos componentes del juego sexual, sobre todo a fin de hacer que éste sea una experiencia sublime para cada miembro de la pareja y no un simple intercambio físico. Por eso te aconsejo que leas con atención esta parte, en la que encontrarás información muy válida sobre las posibilidades de los sentidos, las caricias, los masajes y los juegos preliminares. Te enseñaré también una serie de posturas inspiradas en aquellas del Kama-sutra y te mostraré otras formas de alcanzar el éxtasis erótico, como el sexo oral, sin olvidar el recurso a ciertos juguetes que pueden ayudarte a descubrir nuevas y muy gratificantes facetas a la experiencia sexual.

Parte V: Los decálogos

En la colección *Para Dummies*, esta última parte se dedica a listas de diez cosas de extraordinario interés para el tema tratado. Y en un libro sobre erotismo y sexualidad, ¿qué mejor que responder a algunas de las cuestiones que más preocupan a ellos y a ellas? Además, te hablaré de algunos de esos mitos sobre el sexo cuya popularidad sólo es comparable a su manifiesta falsedad. Y no sólo eso, sino que encontrarás también comentarios sobre diez trastornos sexuales comunes que, en el caso que se den, conviene tratar. Para acabar, no se me ocurre nada mejor que una selección de diez poemas eróticos de la literatura universal (que podrían haber sido muy bien cien, o mil) cuya lectura me gustaría que te fuera inspiradora.

Iconos utilizados en este libro

Para ayudarte a encontrar la información que buscas, o para destacar datos que resultan particularmente significativos, utilizo los siguientes iconos a lo largo del texto:

Este icono llama tu atención hacia puntos especialmente importantes y te da recomendaciones útiles sobre temas prácticos. Es posible que alguno de estos consejos te parezca un tanto obvio, pero aun así te aconsejo que no los pases por alto.

La bomba que ilustra este icono debes tomártela muy en serio, pues la información a la que acompaña es de aquellas que puede estallarte si te la tomas a la ligera. Con ello quiero decirte que cuando veas esta imagen te pongas en guardia frente a un posible peligro. Procede entonces con cautela, teniendo muy claras las posibles consecuencias de dejar que la mecha siga ardiendo...

Este icono avisa de que el tema tratado es lo suficientemente importante como para leerlo tres o cuatro veces y subrayarlo si hace falta, a fin que se te quede bien impreso en la mente.

Obviamente, este icono se dirige a los hombres, aunque no estaría de más tampoco que sus parejas le echaran un vistazo. Con él se hace referencia a información especialmente interesante para el sector masculino, bien porque le ataña directamente, bien porque le proporcione valiosos datos sobre el sexo opuesto que ayude a que su relación sea más fluida y gratificante.

Exactamente lo mismo que el icono anterior para hombres, pero al revés. Cuando lo veas, por un lado, encontrarás datos e informaciones que, si eres mujer, te interesan por aquello que puedan descubrirte de tu propio sexo y a lo mejor no sabías, y, por otro, aprenderás cosas que te servirán para relacionarte mejor con los varones.

Este icono hace hincapié en sugerencias que creo pueden ser muy eróticas y atractivas, tanto para uno como para el otro sexo, y tanto en la preparación del encuentro sexual como en su desarrollo. Considéralas una invitación a probar nuevas experiencias.

Lógicamente, todos somos diferentes y eso hace que haya cuestiones referidas a nuestro cuerpo en las que no valga la generalización. Me refiero a dolencias, deficiencias, alergias o disfunciones, pero también al uso de anticonceptivos o al embarazo, temas en fin que pueden afectar a tus relaciones sexuales y que harás bien en confiar a tu ginecólogo.

Y ahora... ¿qué?

Estás a punto de empezar un camino con una meta muy clara: hacer que el sexo pierda su carácter de tabú y se convierta en una forma de acceder al éxtasis más vivo. El libro, como es habitual en la colección *Para Dummies*, está concebido como un texto de referencia, pero sin que tengas la obligación de leerlo de principio a fin como una novela. Eres tú, dependiendo de lo que quieras consultar y aprender, quien marcará las prioridades entre las distintas partes y sus capítulos. Y si quieres leerlo de un tirón, pues mucho mejor. Pero si en lugar de leer primero todo lo relacionado con los órganos sexuales prefieres pasar directamente a la acción, puedes hacerlo sin ningún problema.

Por tanto, ¿a qué esperas para empezar ya? Sólo tienes que decidir qué quieres saber y dirigirte raudo hacia ese tema. Pero si no estás seguro de por dónde empezar, ¿por qué no lo haces ya desde el principio?

Parte I
En busca de la plenitud sexual

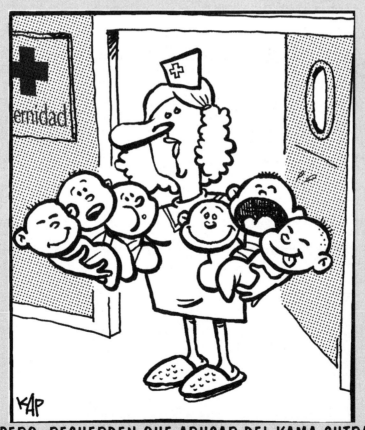

—PERO ¡RECUERDEN QUE ABUSAR DEL KAMA-SUTRA PUEDE TENER EFECTOS SECUNDARIOS!

En esta parte...

Que el sexo es una de las vías que contribuyen a armonizar el flujo de la carga energética vital de cada persona puede parecerte una idea muy moderna, pero es algo que ya está contenido en un texto tan antiguo como el Kama-sutra. De él precisamente voy a hablarte en esta primera parte, en la que aprenderás que este clásico de la literatura erótica india es mucho más que el compendio de posturas sexuales a las que la opinión general lo ha reducido.

A través de sus páginas descubrirás la importancia de la sexualidad, la sensualidad y el placer, y entenderás por qué una vida sexualmente plena es sinónimo de una vida mejor, más libre y rica. Y no sólo eso, sino que te enseñaré también la inagotable fuente de goce que es compartir estas experiencias en la intimidad de la pareja.

Capítulo 1
La filosofía del Kama-sutra

Se puede afirmar casi con certeza que no ha habido en la historia humana una cultura que haya cultivado tanto el placer sexual como la que floreció en la Antigüedad, en la India. Testimonio de ello son los templos diseminados por todo el país —algunos de los cuales datan del siglo v—, cuyos relieves y esculturas reproducen audaces escenas eróticas. Los autores de esas bellísimas obras de arte se inspiraron en las prácticas de sectas, cuya búsqueda de la unión mística con la divinidad se encarnaba en la realización del acto sexual.

Toda la sensualidad y el erotismo hindúes fueron recogidos en el que seguramente es el tratado sexual más universalmente conocido: el Kama-sutra, que se considera escrito entre los siglos iv y v de nuestra era.

Sorprende que, pese a su edad, sus textos se refieran tan libre y explícitamente a la sexualidad, a los diferentes tipos de juegos eróticos e incluso propongan modos de hacer el amor, considerando los diversos tipos físicos de hombres y mujeres, así como la conformación de sus órganos genitales, que además se mencionan con nombres exquisitamente poéticos.

Mucho más que un texto erótico

El Kama-sutra no es únicamente un libro de educación sexual, sino que también incluye los valores y la actitud ante el erotismo de su autor, Vatsiaiana, que se cree que vivió entre el 240 y el 550 d. J.C.

Este pensador transmitió a sus coetáneos la creencia hindú de que el sexo no debe asociarse con la culpa o la vergüenza, pues es un deber religioso que nos acerca a un nivel superior de conciencia. Debido a su profundidad, su pensamiento ha trascendido hasta hoy.

Curiosamente, el Kama-sutra es conocido popularmente como el mayor compendio de posturas sexuales; sin embargo, sólo una parte está específicamente dedicada a este tema (si quieres saber más sobre él, puedes pasar al capítulo 16). En realidad, es el más extenso compendio filosófico sobre el amor, el cortejo, la seducción y la conducta erótica de hombres y mujeres. Sus páginas registran enseñanzas acerca de cómo besar, acariciar, tocar, estimular y una larga lista de actitudes y acciones amorosas que los amantes deberían compartir para sentirse totalmente satisfechos en su práctica sensual.

El placer por el placer

Entre los principios más sugerentes y originales de la cultura sexual de Oriente, se halla la noción de ir en busca del placer por el placer mismo, sin hacer del sexo una maratón competitiva en la que se pretendan alcanzar o batir marcas. La clave es que te dejes llevar por la sensualidad hacia donde ésta te lleve, sin propósito previo alguno, para que sea ella misma el vehículo que te conduzca a la cima del goce.

Otra de las claves es que permitas a tu energía fluir libremente, lo que requiere que le des tiempo y vivas relajadamente todos los momentos del encuentro sexual. Esta actitud te permitirá disfrutar de cada caricia y estímulo que te provoquen sensaciones placenteras, tanto si las ofreces como si las recibes.

El único secreto consiste en que olvides las inhibiciones y no te plantees como meta exclusiva llegar al orgasmo (en el capítulo 10 encontrarás más información sobre tan importante tema). De este modo, tus intercambios sensuales se verán enriquecidos con infinidad de percepciones que multiplicarán tu deseo y la atracción que sientes por tu amante, lo que convertirá cada instante erótico en una aventura pasional.

La comunión de los amantes

Los milenarios textos hindúes consideran el sexo como de una de las fuentes de mayor gratificación natural que poseen los seres humanos, porque contribuye a armonizar y a elevar el flujo de la carga energética vital. Tener conciencia de ello te llevará a sentir interés por mejorar tu sexualidad, mediante nuevos estímulos para desplegar y disfrutar de un grado cada vez más alto de erotismo.

Los principios del Kama-sutra, adaptados a nuestra cultura y a nuestra época, nos enseñan el verdadero valor del goce sexual y son una riquísima fuente de inspiración para los amantes.

Las bases sobre las que se sustenta este clásico hinduista son las dos siguientes:

✔ El autoconocimiento del cuerpo.

✔ El autoconocimiento de la mente.

Ambas son los pilares que permiten mantener unas relaciones sexuales que carezcan de imposiciones u obligaciones, sin falsos pudores ni culpas, como tampoco ansiedad, y aprovechando al máximo el infinito caudal de carga sensual que habita en cada uno de nosotros.

Si bien el objetivo final es enriquecer la sexualidad a través del conocimiento, no es conveniente intentar seguir y aplicar complicadas reglas propias de otras culturas y que resultarían demasiado extrañas a la nuestra, sino de extraer de ellas lo más adecuado para que los hombres y mujeres del siglo XXI puedan recrearse en su práctica sensual sin inhibiciones ni tabúes y con la mayor creatividad.

La energía vital y sus polos

Los hindúes consideraban que la energía es fuente de vida, y que contiene dos polos opuestos: uno masculino y otro femenino.

La sexualidad y el erotismo humanos también se incluyen en esta concepción, de modo que una pareja expresa el principio femenino y masculino, que se compara con los elementos naturales. Por ejemplo, la Tierra es femenina y el Cielo es masculino; entre ambos hay una armonía que sostiene el Universo y lo mismo debe ocurrir entre el hombre y la mujer para que su sintonía sea tan equilibrada y armoniosa como lo es el fluir de todo lo que habita en la Naturaleza.

La carga energética mayoritaria en la mujer tiene características receptivas y pasivas como el flujo del agua, que es lento y constante. Su opuesta, la del hombre, es similar al impulso y la actividad; se la suele comparar con el fuego, que se desata súbitamente.

El sexo como eje de nuestras vidas

A la sexualidad hay que darle la importancia que tiene y satisfacerla libremente, porque es el núcleo de la existencia humana. Intentar ignorarla o no mimarla como se merece conduce a la frustración y al desequilibrio emocional.

El sexo es la energía trascendental que habita en ti y, además de ser fuente de vida, te ofrece el máximo grado de placer sensorial y espiritual al que puedas aspirar.

Las personas que disfrutan de una vida sexual plena se benefician de un importante grado de equilibrio y bienestar, que trasciende la esfera puramente física, es decir, que influye en su bienestar psicológico, afectivo y espiritual. La filosofía hindú lo ha comprendido así desde el nacimiento de este pueblo, del que se tiene noticia e historia escrita desde tiempos muy remotos, de ahí que hicieran del erotismo uno de los espacios privilegiados de la vida.

Hay que perseguir la armonía sexual

Los seres vivos forman parte de la naturaleza, de modo que todos los procesos que se desarrollan en el interior del cuerpo y la mente humanos son propios de ésta; ninguno de ellos es caprichoso o trivial: todos son importantes. Por esa razón, la respuesta a las demandas físicas o psicológicas debe ser armoniosa, por lo que se deberán satisfacer cuando se necesite.

De la misma manera que comes cuando sientes hambre, bebes al tener sed y duermes cuando te invade el cansancio, sin reprimir esos instintos vitales, sino respondiendo a ellos espontáneamente, es preciso que cuides los aspectos sexuales de tu vida, ya que se trata de algo completamente natural y, sobre todo, porque de ello depende el equilibrio de tu personalidad, así como tu salud física y mental.

Capítulo 2

Para los amantes felices

*L*a mujer y el hombre no se expresan sensualmente de la misma manera. Por esa razón, la intimidad compartida es la mejor aliada para que se conozcan y adquieran confianza en sus juegos eróticos, mimando sus sentidos y, sobre todo, diciéndose qué desean dar y recibir para sentir el máximo placer sexual.

El sexo es una parte crucial de la vida y de las relaciones, sean éstas más o menos largas; modificar y estimular la inteligencia sexual es un buen camino para disfrutar de manera integral. Una buena vida erótica consiste en prestar atención a los pequeños detalles que en su conjunto conforman el todo.

Por más tiempo que lleve una relación, no debe desatenderse el estímulo de la libido (encontrarás más información sobre ella en el capítulo 5); las pequeñas cosas cotidianas, como la ropa íntima e incluso la de estar por casa deben cuidarse, ya que, por un lado, eleva la autoestima sentir que nos preocupamos por nuestro aspecto, y, por otro, porque estamos emitiendo un mensaje erótico. Cuando alguien se siente atractivo, provoca la mirada y el deseo en la pareja, y eso se debe alimentar, inventando nuevos y creativos recursos cada día.

La inteligencia sexual

Muchas personas se preguntan qué es la inteligencia sexual —quizá tú también lo hagas—, o si saben sobre el tema la consideran un rasgo genético e inherente al carácter. Esto último es un error: no se nace con *inteligencia sexual*, sino que se va aprendiendo desde el comienzo y a lo largo de toda la vida.

¿Qué factores influyen en ella? A continuación te detallo algunos de los más importantes:

> ✔ La educación que has recibido en la infancia.
>
> ✔ Las experiencias que has acumulado a lo largo de tu vida.
>
> ✔ El núcleo social en el que te has desenvuelto: desde tus relaciones amistosas o amorosas iniciales hasta las nociones culturales que adquieres a través del cine, la lectura y los medios de comunicación.

Ésta es la manera en que se va desarrollando tu inteligencia sexual.

La familia cuenta, y mucho

Un pilar importantísimo en el desarrollo de la inteligencia sexual es la percepción que tienen los niños de las relaciones de sus padres tanto entre sí como con ellos. Piensa que son estas primeras pautas de conducta las que les dejarán una huella que, en el futuro, cuando sean adultos, imprimirán a su propia sexualidad.

Así, si en la familia el contacto físico es habitual, se reciben y se dan besos, abrazos o se intercambian otros gestos de cariño, los niños sentirán que las caricias son una forma natural y agradable de la convivencia y las relaciones. Y eso es lo que más tarde volcarán en sus contactos amorosos, eróticos y familiares.

En cuanto al sexo, hoy la actitud es más abierta y los pequeños reciben información tanto en casa como en la escuela. De manera que saben que es algo propio del ser humano y tan válido como cualquier otro sentimiento o impulso. Este conocimiento ofrece una vía directa hacia la posibilidad de mantener, a edades mayores, relaciones sexuales gratas, o por lo menos, menos conflictivas.

Con el paso del tiempo y encarando las diversas vivencias sensuales con naturalidad, tu inteligencia sexual se acrecentará hasta que sientas que el sexo es algo mágico, en el que es posible hallar placer y, en ocasiones, también amor, del que es un factor importantísimo.

La intimidad despierta la emoción

El sexo, como otros aspectos que enriquecen tu vida, requiere de una apuesta valiente, cuyo secreto consiste en dejarte llevar, en olvidar el sentido del ridículo y en no ceder a falsos pudores que supongan barreras para gozar.

Cuando dos personas deciden compartir el placer del erotismo comienzan a construir juntas una maravillosa obra, sin cálculos ni ideas previas, porque, en la intimidad, los arquitectos del templo consagrado al disfrute son la fantasía y la sensualidad.

Es difícil hallar complicidad más estimulante que la de una pareja que se comunica mutuamente sus fantasías sensuales. Los amantes que recorren unidos el camino profundo del sexo, sin reducirlo únicamente a la meta del orgasmo (en el capítulo 10 puedes leer más información sobre tan importante tema), sino deteniéndose a gozar de cada recodo, valle y meseta de su itinerario, descubren un inagotable goce en el que aprenden a sumergirse plenamente.

Al crearse ese clima emocional único que enardece la piel, se despiertan las zonas erógenas del cuerpo y se percibe con claridad que el deseo ha aflorado con fuerza irresistible; ése es el momento en que se abren las puertas de la pasión y ya no se puede ni se desea tampoco volver atrás.

Toda pasión tiene sus ritos

Como toda ceremonia, el sexo tiene sus ritos y necesita de un espacio adecuado para celebrarse en todo su esplendor, acariciando la totalidad de los sentidos de los amantes para acrecentar la pasión, así como para crear el clima íntimo más sugerente y que el entorno convoque la voluptuosidad. (Si quieres saber más sobre este aspecto, pasa al capítulo 13.)

Al igual que la gastronomía y otros deleites, la sensualidad es un apetito emocional, físico y cultural que va refinándose con el conocimiento. Si das por sentado que ya has disfrutado de todos los sabores, o si repites los mismos manjares de siempre, corres el peligro de caer en la rutina y en gestos repetitivos o mecánicos.

Por el contrario, que tu amante y tú os estiméis con todos los sentidos y encender éstos con nuevas experiencias, expresadas de todas las maneras posibles, para hacerle llegar a tu pareja el mensaje de que tienes la clave para saciar su deseo y a la vez el tuyo, será una vivencia intransferible de gozo profundo y una fiesta incomparable para tus sentidos.

Vive el sexo libremente

En ocasiones resulta imposible desvincular el goce sensual del amor y si bien es cierto que las emociones y la proximidad afectiva son importantes, también lo es la pasión, ya que se puede sentir atracción física independientemente de los sentimientos. También, según la edad, los prejuicios o la educación restrictiva siguen pesando demasiado.

La asignatura pendiente de la mujer

Así como el hombre acepta libremente este aspecto de su vida (sobre la psicología masculina, te explico más cosas en el capítulo 3), estimulado por la sociedad, la asignatura pendiente de la mujer de este nuevo siglo es comprender que sus instintos sexuales son naturales, por lo que, en vez de reprimirlos, debe disfrutarlos plenamente. Que te sientas atraída y excitada por un hombre y goces de la sensualidad no es libertinaje, sino auténtica libertad que, si la vives sin culpas ni vergüenza, te hará sentir auténtico placer en todas las esferas, tanto en la emocional como en la física y la psicológica. (Si lo que quieres es profundizar sobre la psicología femenina, en el capítulo 4 encontrarás más información.)

Cuando dos personas se funden en una relación sexual apasionada y se lanzan al juego del amor, dándose goce mutuamente, crean juntas una de las más bellas y auténticas situaciones de su vida. El universo de los sentidos es una fuerza natural e insoslayable, que todas las mujeres pueden y merecen alcanzar, para ganar en sensibilidad, con lo que llenan su vida de riqueza sensorial y plenitud.

El amante dedicado

A medida que un hombre alcanza su madurez y acrecienta su experiencia, va conociendo mejor sus necesidades eróticas y su respuesta sexual. En esa etapa de su vida ya no le interesa satisfacer únicamente el instinto urgente de sus primeras vivencias ni convertir el coito en un acto estrictamente biológico que sirva para aquietar su excitación.

Lo que ese hombre desea es un erotismo más profundo: aquel que requiere un clima de confianza singular y un estado emocional propicio, además de una sensación de complicidad con la amante. Por eso, explora constantemente nuevas técnicas amatorias, refinándolas, lo que le permite gozar más y a la vez dar más disfrute a su pareja.

Pero sea cual sea el perfil erótico, el secreto de la plenitud masculina es lanzarse al sexo espontánea y libremente, como si cada contacto fuera una fiesta inaugural.

El gran secreto, gozar al unísono

El *coito* no tiene por qué seguir un compás ni un ritmo definidos. Depende de lo que en cada momento desees tú y tu pareja, de modo que puede adquirir diversas cadencias en uno u otro encuentro sexual, e incluso en el mismo, por ejemplo, variar el ritmo de suave y superficial hasta profundo y violento. Una armoniosa comunicación y un perfecto acoplamiento de los cuerpos entre amantes es una de las maneras de lograr que la cadencia de la cópula sea acompasada, según os produzca más placer a ambos. Y no es difícil de conseguir si ambos estáis pendientes del grado de excitación de la pareja.

Es una cuestión de sensibilidad, que no es privativa del hombre ni de la mujer, sino que está asociada a características de la personalidad. Hay personas más rudas y otras más delicadas; algunas son serenas y otras inquietas; unas disfrutan con la intensidad y otras con la suavidad.

Como en todos los aspectos de la vida, una pareja debe acoplarse también en el aspecto sexual, para que si algo no sale bien del todo, ninguno se sienta responsable ni le eche las culpas al otro. Por lo tanto, si, por ejemplo, la mujer prefiere los embates intensos y continuos, pero su amante disfruta penetrándola lenta y cadenciosamente, existe la posibilidad de que ella controle su ímpetu en los primeros momentos del coito y se deje llevar y acelere el ritmo cuando se acerquen al orgasmo.

Parte II

Cuerpo, mente y sexo

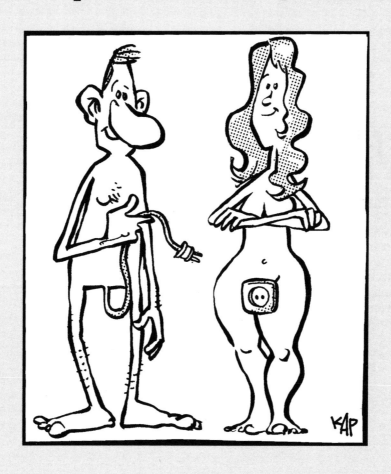

En esta parte...

Hombres y mujeres son los protagonistas del juego erótico, de ahí que sea importante conocer las particularidades de cada sexo. Sólo de este modo, aprendiendo a ver cómo es la mente del otro, la relación llegará a ser más íntima y plena. Es de lo que te voy a hablar en esta parte, en la que también me extenderé sobre otros temas más específicos, como puede ser el de las hormonas y su influencia no sólo en el funcionamiento de nuestro cuerpo, sino también en el deseo y el placer. Todo para acabar con un repaso de los cinco sentidos, aquellos que nos permiten trabar contacto con todo lo que nos rodea en nuestro devenir diario, pero que también, a partir de algo tan sencillo como una imagen o una caricia, son capaces de abrirnos las puertas de la más plena de las experiencias eróticas.

Capítulo 3

La psicología del hombre

*E*l erotismo ejerce su influencia en el ser humano de manera integral; involucra todos los aspectos vitales: tanto lo que concierne a la personalidad, el carácter y la manera de conducirse con los demás, como las ideas que formula la mente, las emociones que habitan la psiquis y, por supuesto, el cuerpo y sus procesos fisiológicos, de entre los cuales la sexualidad es uno de los más importantes.

De manera que si piensas que en la esfera sexual de tu vida solamente está implicado tu físico y que si se estimulan tus núcleos erógenos responderás automáticamente, excitándote y dando la respuesta adecuada, o que disfrutarás de la experiencia, sea cual sea el momento, el lugar y la pareja, puedes llegar a vivir muchos episodios frustrantes. Esto luego tiene consecuencias, tanto psicológicas como físicas.

El cerebro es el más poderoso órgano sexual y la psicología impregna cada uno de nuestros actos, y las relaciones sexuales no son una excepción. El sexo es emoción, por lo que supone placer físico, mental y sentimental a la vez.

Aires de cambio en la masculinidad

Las ideas acerca de la sexualidad masculina se han modificado muchísimo en el último siglo, afortunadamente. Ya no se da por sentado que los hombres están permanentemente en condiciones de lanzarse a practicar el sexo, que se excitan sin freno ante cualquier estímulo y en toda circunstancia, así como que su papel en la pareja debe ser activo y dominante.

Y, lo que es aún mejor: ha dejado de considerarse que si él no se conduce según esas pautas, tiene motivos para sentirse avergonzado, lleno de complejos, y creer que su hombría se ve disminuida.

En cuanto a la influencia que sobre los estados de ánimo ejercen las presiones, los problemas y otras cuestiones que generan estrés, las personas no se diferencian por su sexo. Ellos son tan sensibles como las mujeres ante las diversas experiencias difíciles y desafíos que presenta el día a día y, en muchas ocasiones, sus mentes no están disponibles y relajadas para disfrutar del erotismo. Piensa que el temor, el estrés, la tristeza y otras influencias emocionales pueden llegar a minimizar los instintos sexuales masculinos, reducir su libido e impedir su excitación.

Además, no todas las mujeres les resultan atractivas o despiertan su deseo; ellos también son selectivos y necesitan empatía, compatibilidad y emoción compartidas, además de pura biología e instinto, para excitarse y sentir placer.

No hay que guardarse los sentimientos

Nada hay que aleje tanto a una pareja como forzar las situaciones y que el encuentro sexual resulte pobre o frustrante, porque uno de los dos no está suficientemente preparado para hacer el amor en ciertas circunstancias, agobiado por pensamientos ajenos al erotismo o embargado por problemas cotidianos de distinta índole.

Ocultar el estado anímico, la tristeza o sencillamente la falta de deseo circunstancial resulta muy negativo y, si el afectado por la tensión es él, no hay mejor camino que comunicarse con su amante con total confianza. En este aspecto encontrará comprensión y compañerismo en la mujer, ya que ella en estos casos suele responder con sensibilidad y afecto.

Si eres hombre y no hablas abiertamente cuando te encuentras en una situación de este tipo, lo único que conseguirás es crear frustraciones o malos entendidos, de modo que ella se sentirá incómoda, acaso pensando que no te resulta atractiva o que no la valoras lo suficiente. Felizmente, muchos hombres hoy en día tienen la mente abierta y confían sus sentimientos; eso los lleva a disfrutar de una sexualidad más sana y a compartirla mejor con las mujeres.

Tú eres tú, y así debe ser

Para disfrutar del sexo con espontaneidad e imaginación, los mejores aliados son:

✔ Una mente sin prejuicios.

✔ Los sentidos abiertos a la sensualidad.

En cambio, harás bien en evitar:

✔ Escuchar los consejos de los demás, por muy bienintencionados que sean.

✔ Tratar de imitar fórmulas ajenas.

Esto es así porque en el sexo cada pareja de amantes comparte un código de lenguaje y también de comunicación no verbal, que cuando está bien arraigado no requiere siquiera que se comenten las sensaciones.

Los modelos eternamente válidos o las fórmulas mágicas infalibles para todos los hombres no existen, ya que ciertas prácticas o estímulos erotizan sobremanera a algunos de ellos, pero a otros los dejan completamente indiferentes.

Tú eres singular y también lo son tu mente y tus emociones, así como todas las esferas que conforman tu personalidad. De modo que reaccionas ante ciertos estímulos que consideras gozosos y que pueden haberse fijado en tu inconsciente a edad muy temprana, o en algún momento en que te hayan brindado un placer incomparable. Y todo ello es algo que ningún otro ser humano te puede transferir y de nadie puedes aprenderlo o "copiarlo". Pero también ocurre que cierto juego erótico que en ocasiones te resultaba sumamente estimulante deja de surtir su efecto sobre ti. O, sencillamente, a veces te excita al máximo y otras te deja impasible.

Si logras comprender que tu mente y tu corazón tienen un papel importante, incluso por encima de las reacciones físicas, eso te permitirá estar sereno y bien dispuesto, lo que a su vez te abrirá un camino de sexualidad plena y profundamente libre.

La apatía no es buena compañera

La mente es tu mejor consejera, por lo que debes dejarte llevar por ella. Y si un día te sientes desganado porque has pasado por una jornada agotadora y te parece que tu cuerpo no está dispuesto a responder a estímulo alguno por más que tu amante te atraiga, no te rindas. Lo único que debes hacer es cambiar de actitud. Te sorprenderán los resultados.

Para ello, olvida el papel activo que estás obligado a cumplir según la "tradición" e invi-

ta a tu pareja a que tome la iniciativa y las riendas del encuentro sensual, sin hacer caso de las normas preestablecidas.

Porque lo que establece el papel más o menos activo, el despertar lento o veloz del deseo, el grado mayor o menor de excitación, al igual que el juego más sugerente, dependen de tus rasgos psicológicos y de tu sensibilidad, que es única.

La mente, el impulsor del deseo

En las personas saludables, el deseo es el impulsor de la sexualidad; la maquinaria que pone en marcha una serie de fenómenos naturales de índole fisiológica y hormonal. Pero a veces las reacciones no son las habituales y los hombres atraviesan un período de desgana en este aspecto.

Y ello se debe a que el auténtico órgano de la sexualidad es la *mente*. En ella se aloja el deseo y por esa razón, si está ocupada en otros asuntos o aquejada por las preocupaciones, el ansia erótica puede verse inhibida.

Detrás de esta circunstancia, a veces, intervienen los diferentes ritmos biológicos de los amantes; es decir, que su carga sensual se activa en distintos momentos de la jornada. En la mayoría de los casos, ellos se excitan mientras duermen si pasan la noche en la cálida cercanía del cuerpo femenino, y al despertar están muy dispuestos e incluso con el pene erecto, pero no siempre su deseo es compartido por su pareja.

Resolver estas pequeñas diferencias es fácil si se armoniza la energía erótica de ambos (vuelve al capítulo 2 para saber más sobre la armonía en la pareja). De lo que se trata es de que él tome la iniciativa de lanzarse a los juegos preliminares y erotizar a la amante, a la vez que crece su propia excitación y así poder disfrutar de una placentera sesión sexual matutina.

También puede suceder que ella quiera tener relaciones a unas horas en las que él no se siente preparado; bastará simplemente con que se relaje y se abra a los estímulos que ella pueda brindarle para que ambos lleguen a la satisfacción plena.

Aunque ellos y ellas actúan de manera similar cuando sienten deseo sexual, los estímulos que los erotizan son distintos. Pero como no todos los hombres lo perciben así, sienten que si la pareja no está tan excitada como ellos, o que su grado de pasión tarda más en alcanzar las mismas cotas, se sienten inseguros, piensan que quizá no les resultan lo suficientemente atractivos o que no responden sexualmente a sus expectativas.

Capítulo 4

La psicología de la mujer

*L*a mujer de hoy ha debido enfrentarse a importantes problemas asociados a las imposiciones sociales en torno a su sexualidad: prejuicios, educación sexista, tanto familiar como colectiva, considerar que
para ellas el sexo debía reducirse a la maternidad y no al placer, así como
otras ideas similares.

Pero en las modernas sociedades occidentales, por fortuna, se han ido
superando los viejos conceptos y, en la actualidad, la mayoría de las mujeres se sienten cada vez mejor consigo mismas, con su cuerpo, su mente
y sus emociones. Eso ha llevado a que reclamen y hagan suyo el derecho
a participar plenamente en todos los ámbitos, y en lo personal también
van aprendiendo a disfrutar del sexo como una de las esferas fundamentales de su vida.

La mentalidad femenina actual está abierta a la sensualidad, entendida
como una parte de su vida que equilibra su personalidad, y las mujeres lo
asumen con una actitud llena de sensibilidad e imaginación.

Una actitud especial

La forma de proceder de las personas en los diversos ámbitos vitales
según su género es muy distinta, y lo mismo ocurre ante el erotismo. Pero
también es diferente la forma en que cada mujer encara su sexualidad.

Las influencias externas pesan, y mucho

La mujer no siempre se encuentra mentalmente dispuesta y relajada para concentrarse en el erotismo. Y las razones no tienen que ver ni con una merma de su sensibilidad ni con la pérdida de interés por la pareja.

Sencillamente, a veces, es imposible evadirse de los problemas que acarrea un día complicado en el trabajo o en casa. Si está agotada, o siente estrés, es difícil que pueda lanzarse de lleno, integralmente, a disfrutar de un encuentro erótico.

Otro importante motivo de desánimo, indiferencia ante el sexo, está asociado al constante bombardeo publicitario de una sociedad tan competitiva como ésta en la que vivimos. Prácticamente se le exige a cada mujer que responda a un modelo tipo de belleza; ante ello, ellas quieren alcanzar la "perfección" y si piensan que es imposible conseguirla o acercarse a ese modelo ideal, su autoestima desciende y, por lo tanto, irrumpe el temor a ser rechazada.

Por lo general, ellas necesitan sentirse deseadas, requeridas y estimuladas, aunque estén bien dispuestas hacia el sexo y lo deseen; de lo contrario, pueden creer que no resultan seductoras o no son amantes expertas capaces de complacer. Es evidente que este tipo de idea genera unas emociones negativas que obstaculizan el disfrute y anulan la libido.

Si una mujer se siente coartada psicológicamente, al sentirse insegura de su atractivo, su deseo tiende a disminuir. Asimismo, por más interesante que les resulte un hombre desde el punto de vista físico, no siempre eso es suficiente: la mayoría de las mujeres, sobre todo las maduras y equilibradas emocionalmente, van en busca de una satisfacción integral; desean relacionarse con un hombre que les guste en todos los sentidos.

Uno de los desencuentros entre los sexos es que ese sentimiento, tan peculiar de las mujeres, no siempre es bien entendido por ellos. La sensible mente femenina detecta de inmediato cuando su pareja masculina busca una salida rápida, respondiendo a su propio deseo, por lo que la estimula directamente buscando sus centros erógenos, sin considerar que, casi siempre, ella prefiere los juegos preliminares que se demoran, sugieren y hacen que se sienta deseada y mimada. De modo que si su amante va aceleradamente hacia el coito, sin esperar a que ella se excite, su respuesta inmediata será lo contrario de lo que él espera: se retraerá y dejará de ser receptiva a los estímulos.

Los códigos de la sensualidad

El universo sexual como abstracción no existe. Es un ámbito muy concreto, habitado por emociones profundas que en cada persona son diferentes. Por eso es imposible gozar siguiendo pautas prefijadas, experiencias ajenas o empleando recursos automáticos.

Los órganos genitales no son sinónimo de órganos sexuales (para saber más cosas de éstos, pasa al capítulo 8, y si quieres conocer los masculinos, entonces ve al 7). Tu erotismo está indisolublemente ligado a tu personalidad y tu carácter y, por encima de todo, a tu mente. En la medida en que comprendas e interiorices esta idea, podrás vivir la sexualidad con una mentalidad abierta, que te llevará a disfrutar con total plenitud.

El sexo es una de las esferas más importantes de la vida y sin un código claro de comunicación personal, que se comparte con la pareja, es imposible gozar. No obstante, interesa que recuerdes que ni las sensaciones ni los códigos se transmiten siempre de viva voz.

El concepto de disfrute es algo estrictamente individual y, dado que no hay dos personas o dos mujeres iguales, tampoco lo son sus maneras de pensar ni de sentir; y ése es el sencillo secreto que interesa conocer: no existe un único modelo erótico válido, sino que cada mujer tiene el suyo propio, porque la forma que adquiere su deseo depende de su naturaleza sexual, que no es comparable ni igual al de ninguna otra.

Los sentimientos, las percepciones y el universo sensual se expresan ante estímulos muy distintos; en ocasiones, ligados a tempranas nociones de goce o a experiencias gratas vividas con anterioridad.

Es inútil seguir determinadas claves o conductas precisas o fijas cada vez que se hace el amor, ya que, dependiendo de la mente, el estado de ánimo y la circunstancia, un juego que resultaba muy seductor en cierta ocasión puede no funcionar en otra, e incluso perturbar o generar rechazo.

Es importante tener muy en cuenta que tratar de que todo funcione mecánicamente está muy lejos de la idea de una sexualidad gratificante. Y una actitud tan equivocada como ésta acaba frustrando a los amantes y los lleva a desinteresarse por completo del sexo.

En el escenario erótico han de estar presentes:

✔ Un ánimo bien dispuesto.

✔ Sentimientos gratos.

✔ El asombro compartido ante juegos diferentes.

✔ Lanzarse a actuar con plena libertad y una creatividad sin límites.

Si es así, la sexualidad lo tendrá todo para ser una experiencia plena.

Aprender cómo es ella

Muchas veces, la mujer es un misterio para el amante que se siente inseguro al no saber con exactitud cuál es la forma más adecuada para estimular a su pareja.

En la actitud ante el sexo, la psicología desempeña un papel decisivo, de modo que por lo general la mujer necesita sentir que él está realmente pendiente de sus reacciones, dispuesto a conocerla hasta en lo más íntimo y que lo hará dedicándole todo el tiempo necesario para que su libido despierte y luego fluya activamente, hasta llevarla a la cumbre del disfrute.

Las mujeres valoran el sentido del humor, las fantasías compartidas, la imaginación, aprecian que el amante las sorprenda y rechazan los gestos repetidos, las caricias previsibles, la monotonía.

Una pista para que él tenga en cuenta es su participación en los juegos: cuanto mayor sea ésta —aporta inventiva y trata de sorprenderlo—, más involucrada estará ella.

A la "manera" femenina

El ritmo de crecimiento de la excitación de ellas suele ser acompasado, lento y paulatino. Los estímulos a los que responde no solamente son de tipo físico, sino que también espera que él erotice su mente y sus sentidos.

Aunque las mujeres usan sus propios recursos mentales y psicológicos cuando están haciendo el amor, tales como recuerdos, imágenes, fantasías e incluso sueños eróticos que han tenido, es fundamental que el amante, además de excitar aquellas zonas de su cuerpo que sabe que la encienden y entre ellos, por supuesto, ocupan un lugar preponderante los núcleos eróticos, también debe estimular sus emociones. Una buena manera de hacerlo es decirle al oído lo atractiva que es y lo mucho que la desea.

Mientras lo hace debe ser sensible a las reacciones que se van produciendo en el cuerpo femenino y a las diferentes señales de que el deseo de ella va creciendo, ya sea porque lo verbaliza con palabras, emitiendo los sonidos propios del placer o por los movimientos, cada vez más insinuantes, de su cuerpo. Eso le indica a él cuándo la amante está realmente preparada para recibirlo en su interior.

Capítulo 5

La función de las hormonas

Las *hormonas* son sustancias que segregan determinadas glándulas, que intervienen en diversos procesos fisiológicos; como constantemente se trasladan por el torrente sanguíneo, se las conoce con el apodo de "mensajeras químicas". Aquellas que actúan sobre la sexualidad ya están activas en los cinco primeros meses de gestación; además, son las que determinan el sexo de cada persona. En la infancia permanecen latentes hasta que despiertan durante la pubertad, y generan los importantes cambios que se hacen más evidentes en la adolescencia y que llevan a la madurez sexual.

Una caricia que estimula las terminaciones nerviosas de una zona sensible es capaz de poner en marcha la actividad de hormonas como la dopamina o la adrenalina. Incluso ciertas actitudes sociales de afecto, como abrazarse o tomarse de la mano, inician ese contacto íntimo de piel con piel que desemboca en lo que muchos llaman una "corriente eléctrica", si empleamos la metáfora para describir la agitada emoción que provoca la atracción física.

De niño a hombre

Llega cierto día en que un niño, al observar su cuerpo frente al espejo, verifica que le ha crecido vello en el rostro, al igual que en el pubis, el pecho y las axilas. Nota también que sus músculos han ganado volumen y longitud, su voz ha cambiado y el pene y los testículos han crecido.

Pero, sobre todo, nota que, al menor contacto, siente una intensa excitación.

La razón es que ese niño ha llegado a la pubertad y su organismo ha multiplicado la producción hormonal: andrógenos u hormonas masculinas, pero fundamentalmente testosterona, aunque también androsterona y androstendiona. Todas ellas las segregan diversas glándulas, pero, fundamentalmente, los testículos.

Según estudios recientes realizados sobre personas adultas, se sabe que el motivo por el cual los hombres tienen menos tejido adiposo que las mujeres es porque los andrógenos impiden que se almacenen las grasas en el organismo masculino. Y según sea el nivel que estas hormonas alcancen en sangre, depende en algunos casos el grado de agresividad e incluso la intensidad de la libido de un hombre.

Aunque tanto hombres como mujeres producen hormonas sexuales, éstas cambian según el sexo. Así, la testosterona es una típica hormona sexual masculina, pero también es elaborada por los ovarios, sólo que en este caso se la llama androstendiona. Otra, también propia del hombre, el androstano, es la responsable de generar las hormonas genuinamente femeninas denominadas estrógenos.

Llega el momento de la regla

La primera *menstruación* suelen tenerla las niñas alrededor de los doce o trece años. Este proceso se denomina también regla, período o flujo menstrual, entre otros nombres. Se repetirá mensualmente durante treinta o treinta y cinco años, hasta que llegue la edad de la *menopausia* o *climaterio*.

La *regla* es una pequeña hemorragia vaginal causada por el desplazamiento de una parte del endometrio, que es la mucosa que recubre la cavidad del útero. La cantidad de flujo varía, y en unas mujeres es más abundante que en otras. También es diferente la duración que, por lo general, es de entre tres y cinco días, aunque algunas menstruaciones se prolongan hasta una semana.

El estrógeno y la progesterona, las dos hormonas femeninas por excelencia, son las que regulan el ciclo menstrual, que se divide en cuatro fases:

  ✔ **Primera fase.** Es la que sigue al final de la regla y en ella se elevan los niveles de estrógeno y comienzan a madurar entre diez y veinte óvulos, a la vez que el tejido del útero se hace más grueso.

✔ **Segunda fase.** En ella, el estrógeno sube hasta su máximo nivel y se produce la ovulación. Lo normal es que sólo madure un óvulo, que es el que libera uno de los ovarios.

✔ **Tercera fase.** Es la que se conoce como *luteal* o *secretoria*, durante la que hay una mayor secreción de hormonas y la progesterona hace que aumente también el grosor del útero, para que pueda dar cabida a un embrión, en el caso de que el óvulo sea fecundado.

✔ **Cuarta fase.** Cuando el óvulo no ha sido fertilizado por ningún espermatozoide, los niveles hormonales descienden hasta sus mínimos y se inicia esta fase, que es precisamente la menstruación. A su fin recomienza un nuevo ciclo.

Entre una y otra regla, transcurren aproximadamente veintiocho días, aunque el intervalo puede ser más corto o más largo: de veinticinco si es de los primeros o de treinta y dos o treinta y tres días, en el otro, lo que es completamente natural.

Las hormonas afectan a todo

Como ya te he dicho, las hormonas femeninas más importantes son:

✔ El estrógeno.

✔ La progesterona.

Junto con la madurez del aparato genital y la menstruación, que permiten concebir, ambas hormonas intervienen en la redondez que adquieren las caderas, el aumento de tamaño de los pechos y la aparición de vello en las axilas y el pubis.

Durante el período menstrual, muchas mujeres notan que se acrecienta su libido y, en general, está comprobado que la mayoría de ellas alcanzan más fácilmente el orgasmo durante esos días. Aunque también ocurre lo contrario, porque en esto de la sexualidad nunca hay una regla fija que sirva para todo el mundo: ciertas mujeres carecen totalmente de deseo durante la regla.

Existen muchas ideas erróneas acerca de mantener relaciones sexuales durante la regla, pero lo cierto es que no hay ninguna contraindicación. Sin embargo, algunos hombres sienten reparo y algunas mujeres notan incomodidad, debido a lo cual la práctica sexual en este período suele descender.

La irregularidad del ciclo menstrual

Aunque son las hormonas las que regulan el tiempo que pasa entre cada ciclo menstrual, también influyen cuestiones de tipo psicológico. En ocasiones, los nervios y las preocupaciones pueden adelantar o retrasar la regla. Algunas mujeres, cuando están muy estresadas, dejan de menstruar o incluso pasa tanto tiempo entre una y otra vez que llegan a pensar que están embarazadas aunque hayan usado métodos anticonceptivos.

Sin embargo, hay dos edades en tu vida en que puedes considerar que la irregularidad entre los ciclos menstruales es completamente normal: en la adolescencia, ya que la regla se regulariza al cabo del primer año y durante la menopausia, en la que adelantos y retrasos son de lo más común.

La regla afecta a todo el cuerpo

El 1931, el doctor Robert Frank describió por primera vez el cuadro de *síndrome premenstrual*. Según afirman algunos especialistas, el conjunto de síntomas que se conoce con este nombre afecta a un 40 % de las mujeres, y es agudo en un 10 %, momento en que se denomina *trastorno disfórico premenstrual*. Aunque también hay estudios que establecen que este porcentaje puede ser mayor, desde un 30 % hasta un 80 % de la población femenina en edad fértil. Pero, en general, sólo un 5 % ve alterada su vida cotidiana por este motivo.

El síndrome consiste en que durante los días previos a menstruar aparece dolor de cabeza, se hincha el abdomen e incluso se sufre estreñimiento o diarrea, cuando no calambres. Junto con estas molestias de carácter físico pueden manifestarse otros síntomas, éstos de tipo emocional. Es el caso de nervios, carencia de energía, apatía o somnolencia y una extrema sensibilidad que puede desembocar en episodios de llanto sin una razón concreta.

Las causas de este trastorno no se conocen con exactitud, aunque por lo general se atribuyen a problemas hormonales, al estrés o a una alimentación incorrecta.

En los días del síndrome premenstrual, las mujeres no suelen tener deseo erótico, ya que sienten molestias.

Los especialistas no se ponen de acuerdo acerca de si estos síntomas aumentan o no con la edad. Ciertos expertos afirman que se agravan a medida que la mujer se hace mayor, mientras que otros sostienen que las adolescentes se ven afectadas en la misma proporción que las mujeres maduras.

 Si sufres de síndrome premenstrual, es importante que lo comentes con tu pareja. Seguro que así él comprenderá tu delicado estado anímico. Si no se lo comunicas, por inseguridad o pudor, puede que él se aleje y piense que estás invocando tus "molestias" como simple excusa para evitar mantener relaciones sexuales.

La fuente del deseo

Las hormonas no solamente cumplen un papel decisivo para la reproducción, sino que además son las principales promotoras de la aparición del deseo sexual o libido. Se trata, pues, de una energía de atracción imposible de ignorar.

No obstante, la capacidad de gustar eróticamente depende de un sinnúmero de factores tanto físicos como psicológicos: me refiero a aquellos factores que generan empatía y que, en ocasiones, incluso quienes los sienten no consiguen definirlos con claridad.

De este modo, la seducción depende del carácter, de la afinidad cultural y social, y, por supuesto, de las hormonas. Además de las específicamente sexuales, es importante en este fenómeno la *dopamina*, que es la hormona que regula el nivel de dolor o la sensación de placer en el sistema nervioso.

La atracción, un todo muy complejo

Los motivos por los que hombres y mujeres se sienten sexualmente atraídos por otras personas son incontables, además no todos responden igual ante los mismos estímulos. Y lo mismo ocurre con las maneras de obtener satisfacción: tampoco es posible generalizar sobre sus características, ya que existen innumerables y muy diversos factores que influyen en la atracción sexual. Desde modelos estéticos que atraen especialmente a unas personas y dejan indiferentes a otras hasta empatías de carácter, singulares y distintas de cada persona.

Esto equivale a decir que el sistema hormonal, por sí solo, no gradúa el deseo o el placer sexual, ya que éstos no únicamente dependen del funcionamiento orgánico y la biología, sino que además son decisivos la mente, las emociones y otros factores exclusivos de cada individuo.

La dopamina tiene un poderoso antagonista también presente en el organismo: la *prolactina*. Esta hormona es la que interviene para disminuir o anular la libido, lo que genera como consecuencia la falta de deseo y la imposibilidad de sentir placer sexual.

Tu organismo elabora las hormonas naturalmente, aunque muchas de ellas también se sintetizan en laboratorios y se utilizan en tratamientos médicos para curar ciertos trastornos. Además, se emplean como suplementos de compensación si una persona tiene carencia o escasez de alguna, lo que requiere la regulación de su nivel hormonal hasta que recupere la normalidad.

Capítulo 6

El imperio de los sentidos

· ·

· ·

*L*os seres humanos conocen todo aquello que los rodea, incluyendo a los demás, a través de sus sentidos. Al registrar uno o varios de ellos a la vez, el impacto de cada percepción, se produce una respuesta tanto mental como emocional. Es decir que ante la estimulación sensorial generamos ideas y pensamientos y sentimos emociones que, en ambos casos, pueden ser positivos o negativos.

La atracción sexual es la respuesta positiva o empática a un estímulo que emite alguien a quien registramos de manera sensorial. Sólo que en este caso concreto, los sentidos envían al cerebro una señal aprobatoria, que éste transmite al cuerpo, que nota sensaciones gratas y comienza a emitir signos de excitación erótica.

Para el atractivo sexual son fundamentales la vista y el tacto, porque estos sentidos pueden dirigirse a voluntad hacia un objetivo concreto, mientras que el oído, el olfato y el gusto son receptores, en muchos casos involuntarios o pasivos.

Sin embargo, la llave del máximo goce y de la mayor riqueza erótica está en que todos se impliquen al mismo tiempo en la experiencia sexual. (En el capítulo 13 encontrarás ideas para experimentar con los sentidos.)

El deseo que entra por los ojos

El *sentido de la vista* es el mayor protagonista en la transmisión de sensaciones que inspiran deseo y excitación sexual. Y aunque posar los ojos sobre algo es un gesto voluntario, las reacciones que ello provoca son completamente instintivas.

La mujer y el hombre que leen una historia erótica se recrean observando las explícitas estampas del Kama-sutra o ven una película calificada como X no pueden evitar, en el caso masculino, que se produzca una erección, al igual que ella no puede impedir que su vulva se humedezca.

Hay una serie de códigos estéticos que resultan atractivos para casi la totalidad de las personas y que están íntimamente asociados al sexo en el imaginario colectivo, tales como:

✔ Boca grande de labios voluptuosos.

✔ Pechos altos.

✔ Glúteos firmes.

✔ Torsos esculpidos.

Y otros muchos que son sinónimos de generosa sensualidad.

También son reclamos importantes ciertos gestos que a veces son naturales y otras deliberados y destinados a atraer. Imagínate alguno de los siguientes y dime qué te sugieren:

✔ La lengua o un dedo acariciando los labios.

✔ Un cruce de piernas femenino que muestra algo, pero no todo lo que es posible ver.

✔ Una mirada masculina que invita y promete el placer que el hombre puede brindar.

Pero la reacción imparable, primitiva y de enorme potencia sexual es la que se produce cuando la vista está dirigida al cuerpo de la pareja, que se recorre primero cuando aún está cubierto por la ropa y crece el deseo de verlo desnudo. Y, una vez que lo está, los ojos necesitan conocer detalle a detalle hasta el rincón más íntimo, más oculto, el que la propia anatomía intenta hurtar a la vista, excitando aún más si cabe.

Es entonces cuando la vista actúa como el motor que pone en marcha, uno tras otro, a los demás sentidos, que entonces despiertan, deseando tocar, oler, oír y saborear al máximo hasta saciarse por completo.

Haz que despierte la piel

El cuerpo está completamente cubierto por el órgano de la piel, de ahí la importancia que tiene el *sentido del tacto* (si quieres saber más cosas sobre el tacto aplicado al ámbito de las caricias, pasa al capítulo 14). Ese manto que te envuelve está compuesto por un tejido al que atraviesan enteramente terminaciones nerviosas, que perciben la más mínima incidencia externa, desde la temperatura ambiente hasta cualquier tipo de contacto con otra piel, con objetos, con materias líquidas o sólidas, etc.

Indudablemente, el grado de sensibilidad no es la misma en todas las zonas: dependiendo del área donde recibas un impacto o estímulo, leve o intenso, tendrás una sensación más viva o menos clara y, del mismo modo, tu registro táctil no es el mismo durante una vivencia cotidiana o rutinaria que mientras disfrutas de una experiencia erótica.

El placer se puede tocar

Desde el inicio del juego sexual que precede a la cópula hasta después incluso del orgasmo (para saber más sobre él, pasa al capítulo 10), el tacto además se convierte en el sentido supremo, pues expresa al máximo su potencia y brinda ilimitadas posibilidades de goce, ya que es el sentido que rige tanto el autoerotismo como las caricias compartidas hasta la penetración: todas ellas uniones de piel con piel.

A la vez, es durante esos momentos de libertad lúdica cuando las posibilidades táctiles se refinan y se amplía la gama de roces, toques y caricias que ofreces a tu amante, mientras que tú te conviertes en un instrumento completo que brinda y recibe placer. Y ello porque el impulso te lleva a entrar en contacto con todos los puntos del cuerpo deseado, hasta los más íntimos, y hacerlo con aquellas partes de tu propio territorio corporal: cada caricia es un viaje por el universo del goce, tanto si se hace con las manos, los pies, las rodillas o los senos, el pene o los cabellos.

Cada una de esas caricias es diferente y abre un mundo privilegiado de percepciones sensuales que envían sus signos al cerebro, que las devuelve en forma de arrebatadoras corrientes cuya potencia crece imparable hasta llevar al orgasmo.

Fragancias que se pueden comprar

Los aromas que capta nuestro olfato envían mensajes al sistema nervioso, que agudizan el deseo y desatan una serie de reacciones pasionales. Por eso, en el mercado se ofrecen diversas esencias comerciales cuyos ingredientes han sido especialmente estudiados para resultar sugerentes. Incluso se han ideado fragancias corporales que, al ser rociadas sobre el cuerpo, se intensifican, porque se mezclan con el olor natural que emiten las hormonas sexuales. A la vez, se ve potenciada la fragancia más natural y genuina de cada persona, que es única e irrepetible: nadie huele igual a otro.

Cuando aspiras el aroma almizclado del sudor erótico o la esencia salada y punzante de la vulva húmeda, el erotismo comienza a crecer hasta alcanzar la mayor altura de la pasión.

Aromas incitantes

Como es bien sabido, los seres humanos somos una mezcla de naturaleza y cultura, y la primera de estas condiciones nos acerca al instintivo mundo animal. Es ese lado salvaje que permanece dormido en hombres y mujeres hasta que en el momento del deseo surge impetuoso. Es aquí donde entra el *sentido del olfato*.

Entre los animales, las hembras emiten un olor singular para atraer a los machos. Y lo mismo pasa en las personas, si bien de un modo más suave. En ellas también se producen ciertos fenómenos que incitan el olfato y que recuerdan el comportamiento de nuestros primeros ancestros. Así, el deseo de muchas mujeres crece al aspirar un sensual sudor masculino, producto del calor que genera el ejercicio y la tensión sexuales, y las incita a la cópula.

Por otra parte, cuando la mujer está excitada, algunas de las glándulas de su organismo comienzan a producir una sustancia con un aroma característico, que se percibe sobre todo en la vulva, el llamado "olor de mujer", que a algunos amantes les resulta irresistible.

En las sociedades más primitivas, incluso en la actualidad, los olores que son el resultado del erotismo resultan afrodisíacos infalibles. Pero, cuando lo que prevalece es la cultura y ciertas pautas de educación, tal como ocurre en Occidente y en medios urbanos más evolucionados, las fragancias naturales de los cuerpos pueden ser percibidas como desagradables. Por eso, las parejas se inclinan por perfumar sus cuerpos por separado para gustar a sus amantes, y también por hacerlo mutuamente, tomando juntos un baño de agua aromatizada o frotando sus cuerpos con esencias agradables.

 Perfumar el ambiente es asimismo un eficaz atractivo, sobre todo si se conocen las fragancias que excitan a los compañeros sexuales, y en ello influye el grado de comunicación que exista.

Lo cierto es que todo depende de las preferencias de cada individuo y de cada pareja: algunos escogen los perfumes artificiales para el cuerpo o el ambiente que son una eficaz arma de seducción y otros disfrutan del almizclado perfume de las hormonas que despiertan el erotismo.

El sonido del éxtasis

Cuando el _oído_ capta gritos, susurros o los sonidos inarticulados que inspira la pasión y amplían la complicidad, este sentido reacciona como cualquier otra zona erógena del cuerpo. Porque no hay nada más excitante que el gemido o el rugido del goce transmitido en la intimidad.

En el espacio privado, la libre e imaginativa vivencia sexual se vuelca en frases que jamás se dirían en otras circunstancias, expresadas en un lenguaje tan diverso que va desde el vocablo poético hasta el salvaje e irrefrenable.

Lo que el oído percibe tiene el don de acrecentar las sensaciones. Los ruidos, la música o determinado sonido adquieren un significado especial que despierta al resto de los sentidos, estremeciéndolos.

Por lo general se da una progresión en las frases que se pronuncian durante la práctica sexual. Al principio son tiernas y afectuosas, y también admirativas; a medida que aumenta la excitación, van ganando en intención haciéndose más sensuales, provocativas y descriptivas de lo que se va sintiendo. Esto genera un efecto excitante en la pareja que siente aumentado su deseo y emite respuestas en el mismo tono y grado pasional, e incluso subiendo la apuesta erótica.

Luego ya no hay un dominio mental preciso: la pareja está inmersa en sus sensaciones y la lógica ya no preside sus pensamientos. Entonces nace el grito, la voz enronquecida por el deseo, la palabra basta y hasta soez, que eleva la temperatura de los cuerpos y los sexos.

Los jadeos, los sonidos que acompañan rítmicamente, nutren la sexualidad como un sonsonete que se une a estímulos y movimientos sensuales, así como la respiración anhelante, que denuncia la urgencia por llegar al éxtasis que invade a la vez el ambiente y a los amantes.

Sabores que embelesan

Lo primero que suele saborearse de los amantes es su boca, lo que transmite mensajes eróticos que perciben las papilas gustativas y las trasladan a centros sensibles y núcleos erógenos que registran el placer.

El *sentido del gusto* se va incorporando a los juegos sexuales, enriqueciéndolos, cuando la lengua lame y va degustando los distintos sabores que tiene el cuerpo: la piel en su totalidad, los reductos íntimos cuyo sabor es particularmente acre, a veces salado por el sudor o los fluidos del sexo, así como en otras zonas el paladar nota dulzura.

Pero el paladar puede desempeñar un papel mucho más importante en el escenario íntimo de una pareja, si se lo convierte en un invitado especial, que complementa el natural sabor de los cuerpos. Así lo hacen las parejas que suman creatividad a los preliminares eróticos o al sexo oral (en el capítulo 15 encontrarás más información sobre este tema), incorporando aceites o lubricantes de exquisitos sabores. E igual efecto excitante consiguen si añaden bebidas, como, por ejemplo, cava, y lo beben en el cuenco natural de la vulva, o untan los pezones, el ombligo o el pene con crema de café, chocolate o fresa.

Otra opción es disfrutar de una buena comida y después hacer el amor. Una "receta" que adoptan muchos amantes es la de comer fruta o beber algo mientras comienzan las caricias y traspasar trocitos o verter el líquido de una boca a la otra.

Los centros erógenos (en el capítulo 9 te hablo más extensamente sobre ellos), sobre todo los genitales, tienen distinto sabor y temperatura antes y después de disfrutar del sexo. No deberías perderte esa sensual experiencia gustativa.

Conocimiento y memoria de la pareja

La vista percibe, registra, conoce e imprime en la memoria cada detalle del cuerpo de la pareja, para recrearlo a solas o imaginarlo cuando los amantes no están juntos o si hacen el amor estando a oscuras.

Sin embargo, hay algo especial en la experiencia de comunicación que se produce cuando están ambos a plena luz o con una iluminación sabiamente atenuada y mirándose fijamente a los ojos, tratando de transmitirse el deseo o la admiración que comparten.

Es entonces cuando la mirada disfruta de las facciones del rostro del amante, cuando dibuja la forma de los pechos, el tamaño de los pezones o la curva del vientre de ella; al igual que la mujer se solaza mirando los torneados hombros o los atractivos glúteos masculinos.

Permitirse conocer a la pareja, palmo a palmo con la vista, tanto de frente como de espaldas, y mostrar la propia es un punto de confianza sin retorno, que luego se desea recrear muchas otras veces.

Parte III
Biología y algo más

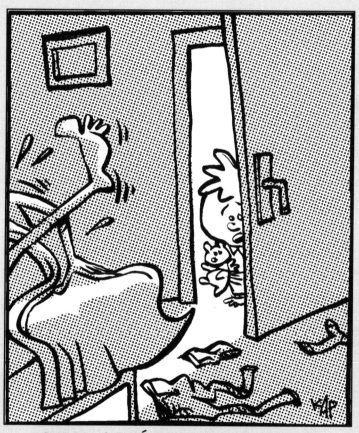

—¡ANDA! ¡Y A MÍ ME ECHAN LA BRONCA
PORQUE ME CHUPO EL DEDO!

En esta parte...

Si has leído los capítulos anteriores, seguro que has aprendido la importancia que los aspectos psicológicos y hormonales desempeñan en todo lo referido al deseo sexual. Pero éste, como bien sabes, no es sólo una cuestión mental, sino también física, y es de ello de lo que voy a hablarte en las páginas que siguen. Con sus genitales y órganos sexuales, el cuerpo es el gran protagonista del erotismo, su vehículo de expresión plena. Por ello, te voy a ayudar a descubrir sus partes más íntimas, aquellas que, visibles o escondidas, acaparan un protagonismo más activo en el juego erótico y su culminación. La explicación te servirá para conocer también aquellas zonas erógenas cuyo estímulo desencadena el deseo y la necesidad de satisfacerlo hasta llegar a ese momento supremo que es el orgasmo, del que también te hablaré aquí.

Las posibilidades del autoerotismo y de la fantasía, así como una mirada a los métodos anticonceptivos cuyo desarrollo tanto ha contribuido a la liberación sexual, son los temas que cierran esta parte que te invito a leer con atención.

Capítulo 7

Los genitales masculinos

*E*l aparato genital masculino, también llamado sexual o reproductor, incluye órganos externos e internos (si lo que te interesa es conocer el femenino, pasa al capítulo 8). Los primeros —el pene y el escroto— están a la vista, los hombres los conocen bien y suelen relacionarse con ellos con familiaridad, como con el resto de las partes exteriores de su cuerpo.

No obstante, y como cada persona tiene su propia personalidad, hay quienes perciben de manera singular el pene que, sin duda, es el órgano más significativo de los genitales externos.

A algunos les preocupa su forma, que consideran "rara", tomando como arquetipo un pene ideal inexistente; a otros les inquieta el tamaño, por considerar que de ello depende su posibilidad de brindar placer, y consecuentemente si el miembro es grande, llegan a jactarse de ello.

Sin embargo, estas ideas no son correctas, sino producto de desconocimiento en materia sexual, tanto masculina como femenina, ya que los factores mencionados nada tienen que ver con el disfrute como podrás ver si sigues leyendo este capítulo.

Los genitales a la vista

Como te he dicho antes, los genitales externos del hombre son dos:

✔ El pene.

✔ El escroto.

Dada su importancia, voy a hablarte de ellos detenidamente. Y aunque seas hombre y pienses que no hay mucho nuevo que pueda explicarte, que el tema ya te lo conoces al dedillo, hazme caso y sigue leyendo.

El pene

La palabra *pene* procede del término latino *penis*, cuyo significado es "cola". Otros nombres que recibe son los de miembro viril o falo, que en este caso, es una palabra de origen griego.

Por fuera, el pene se ve como un cilindro que nace en el pubis, conocido como *tronco*, mientras que en su extremo opuesto está el *glande*, que se parece a una bellota y está protegido por una finísima capa de piel llamada *prepucio* que lo recubre como una capucha. Tronco y glande están separados por un pliegue de tejido: el *frenillo*.

El miembro no contiene huesos ni músculos y está conformado por tres cuerpos cilíndricos de tejido eréctil:

✔ Los dos mayores son los cuerpos cavernosos, que discurren por la parte superior.

✔ El tercer cuerpo es el esponjoso y se extiende por la porción inferior de la superficie. Tiene una compleja estructura, semejante a una esponja, de ahí su nombre.

Cuando un hombre está excitado, el sistema circulatorio del organismo envía gran cantidad de flujo sanguíneo hacia la zona, que el tejido esponjoso absorbe, lo que provoca la erección y su crecimiento hasta duplicar en algunos casos el tamaño en reposo. La uretra recorre el interior del pene, por donde circulan el semen y la orina, hasta llegar al orificio que hay en la punta, el *meato uretral*, de modo que este órgano pertenece tanto al aparato genital como al urinario.

La base del pene se llama raíz y se prolonga hacia el interior de la pelvis. Unas estructuras que se denominan *cruras* o *crurales* lo sujetan a los huesos pélvicos.

El músculo PC y la erección

El músculo que se encuentra por encima del perineo se llama *pubocoxígeo*, aunque por lo general se lo conoce por las siglas de esta palabra; es decir, músculo PC. (Si quieres saber sobre él en las mujeres, pasa al capítulo 8.)

Cuando un hombre orina y quiere o debe interrumpir el flujo de líquido, lo utiliza automáticamente, contrayéndolo, de manera que lo registra con facilidad, reconociendo el movimiento que produce con su cuerpo. Esto tiene una gran importancia, porque si aprendes a contraer y relajar voluntariamente tu PC, te ayudará a controlar la erección.

Si te colocas desnudo frente a un espejo verás con total claridad que, aunque no te sientas excitado y no te estimules sexualmente, cuando contraes el músculo mencionado, tu pene se eleva con suavidad. ¿Qué ha pasado? Pues que al contraerse, el músculo ha formado una especie de barrera que impide la llegada de la sangre al tejido esponjoso del pene.

En los casos en que los hombres sufren erecciones discontinuas es muy útil contraer el pubocoxígeo. Lo mismo ocurre cuando, acostumbrados a masturbarse con roces muy intensos, no consiguen una buena erección al penetrar en la vagina, cuyo tejido es más suave y está húmedo. Con esta técnica de contracción muscular suelen recuperar la capacidad eréctil durante la penetración.

El glande

El *glande* tiene un contorno redondo u oval y se compone de un tejido externo muy delicado. Un pliegue de piel, el *prepucio*, sirve para protegerlo, retrayéndose y descubriéndolo cuando el pene está erecto. En esta zona se alojan multitud de terminaciones sensibles y, al igual que sucede con el tronco, su aspecto puede ser muy diverso.

Los hombres a quienes se ha practicado la *circuncisión* tienen el glande siempre expuesto, ya que el prepucio se les ha retirado. Una sustancia espesa, de olor peculiar, denominada *espegma* se adhiere a su parte inferior.

Es necesario que retires el prepucio hacia atrás lo más que puedas, para higienizar bien esa zona y que dicho olor, que suele ser muy intenso, desaparezca. Aunque varía de un hombre a otro, debido a su gran sensibilidad, el glande puede irritarse y doler si se lo somete a rozamientos fuertes o rudas fricciones.

No hay dos penes iguales

Aunque todos los penes tienen una forma cilíndrica, en cada hombre es diferente. Pueden ser finos, medianos o gruesos. Unos son cortos, con una longitud de escasos centímetros, y otros son mucho más largos, de hasta 20 o más en estado de flaccidez. Y la tonalidad es variable en función del color de la piel de cada individuo.

Hay miembros rectos y otros curvados, tanto hacia arriba como hacia abajo, hacia la derecha o hacia la izquierda. En cuanto al glande, también sus tamaños y colores son muy distintos. Si el prepucio está retraído, es visible; pero si no es así, sólo está a la vista cuando el pene experimenta una erección.

En esos momentos también hay variaciones; ciertos miembros se elevan paralelos al abdomen o de manera perpendicular con respecto a éste, o si su forma natural es curva, este rasgo se acentúa al crecer y se inclinan a veces a los lados, lo que se conoce como "pene en forma de sable".

Ninguna de estas características tiene por qué ser motivo de preocupación, ya que no incide en la satisfacción sexual propia o de la pareja y, específicamente, en relación con el tamaño, debes saber que el tejido vaginal es muy elástico y se adapta a diversos diámetros y tamaños.

Asimismo, debes tener la seguridad de que las mujeres no dan importancia a la forma del pene de sus amantes (para saber más al respecto, puedes leer el recuadro "El tamaño no importa" en este mismo capítulo). Tanto placer puede brindar un pene recto de cualquier tamaño, como uno curvado que en ciertas ocasiones roza las paredes de la vagina de una manera singularmente excitante.

Cuando el pene está sometido al frío o al agua de baja temperatura, tanto al ducharse como durante un baño en una piscina, el mar o en un río, es posible que su tamaño disminuya por la contracción.

En algunos hombres, sensaciones desagradables como la angustia, el miedo o la vergüenza hacen que no consigan una buena erección o que ésta se vea debilitada. Pero éste no es más que un episodio circunstancial que no debe motivar alarma ninguna.

El tamaño no importa

Se considera que un pene es pequeño cuando en estado de erección no alcanza más de 11 centímetros; la medida más común está entre los 13 y los 17 y, todo lo que exceda a esta última se considera de gran tamaño.

Una teoría falsa, defendida desde los tiempos más remotos, sostiene que cuanto mayor tamaño tenga el miembro viril, más goza el hombre que lo tenga y más disfrute puede proporcionar a las mujeres con las que mantenga relaciones sexuales.

Sin embargo, a muchas mujeres los miembros de gran tamaño les provocan dolor o por lo menos molestias, por lo que es necesario que la pareja haga el amor en una postura adecuada que lo evite.

Si es una cuestión de longitud y el pene puede llegar hasta presionar el cuello del útero, una buena solución es usar anillos peneanos, que lo acortan, impidiendo que la penetración sea demasiado profunda.

Acabar con la inseguridad

Como ya te he dicho, la capacidad para disfrutar al máximo de las relaciones sexuales, haciendo que también disfrute la pareja, no la determina el tamaño o la forma del falo, sino el conjunto de estímulos con los que se erotizan los diversos puntos erógenos masculinos y femeninos.

Pero aquellos hombres que sientan inseguridad en este aspecto deben saber que la naturaleza, acaso por su enorme sabiduría, compensa esta cuestión. ¿Cómo? Son muchos los penes muy grandes cuando están en reposo que prácticamente no crecen durante la erección y, en cambio, los más pequeños suelen llegar incluso a duplicar su tamaño estando erectos.

Si tienes un pene pequeño, practica el coito buscando la posición en que los embates durante la penetración sean más hondos, poco bruscos, con un ángulo estrecho y poca abertura de la vulva, para evitar el riesgo de que resbalen hacia el exterior de la vagina. Para ello:

- ✔ Sírvete de un cojín colocado bajo las caderas de ella, de tal forma que la pelvis quede elevada.

- ✔ Si eres mujer, contrae el músculo PC para estrechar intensamente el pene, lo que es un juego muy excitante para ambos.

La extrema sensibilidad testicular

Los testículos penden y no están adheridos al cuerpo porque los espermatozoides no podrían sobrevivir expuestos constantemente a la temperatura corporal. Es bastante común que el testículo izquierdo esté algo más abajo que el derecho.

Además, su tejido es tan delicado que una presión, incluso leve, o un golpe generan dolor, así como también pueden dilatarse o encogerse, ascender o descender en relación con su estado habitual, aunque cuando la situación se normaliza vuelven a su sitio. Por lo general, se notan encogidos cuando hace demasiado frío, lo que también incide en el escroto, que se contrae.

El temor o el estrés provocan la misma reacción y el factor sexual tiene influencia asimismo, pero produce la reacción opuesta: la excitación y el deseo agrandan los testículos.

El escroto y los testículos

Debajo de la base del pene está situado el *escroto*. Es una bolsa de piel de aspecto arrugado, muy sensitiva, suspendida entre las piernas de los hombres, que se divide en dos partes, ya que su centro está recorrido por una línea, semejante a una costura. Su tonalidad es mucho más oscura que la piel del cuerpo. En la pubertad crece un vello que recubre esa zona. Una de sus características singulares es que se encoge con las bajas temperaturas o cuando él siente excitación sexual.

Tiene la función de alojar en su interior los *testículos* o gónadas masculinas, que no son visibles, y protegerlos. El término *gónada* es de origen griego, *gone*, cuyo significado es "semilla".

Los testículos tienen un tamaño variable que va desde los 2.5 hasta los 4.5 de longitud, con un ancho de casi la mitad. Son ovoides, de superficie lisa y duros al tacto; al palparlos a través de la membrana del escroto puede notarse cómo se mueven en su interior.

Estos órganos cumplen un doble papel, similar al de los ovarios:

✔ Producir espermatozoides o células reproductivas, también denominadas *germinales*, que a través de los conductos deferentes tienen conexión con las vesículas seminales, desde donde se transporta el semen que fecunda los óvulos para crear nueva vida.

✔ Vivificar la actividad sexual, generando y segregando hormonas.

Los testículos reaccionan con prontitud al estímulo sensual y su tejido, como el del escroto, es muy susceptible al dolor.

Los genitales internos

Hasta aquí lo referido a los genitales externos. Ahora voy a enseñarte los internos. Son los siguientes:

✔ La uretra.

✔ Los epidídimos y los conductos deferentes.

✔ La próstata y el punto P.

✔ Las glándulas de Cowper.

Como en el caso anterior, te los explico de uno en uno.

La uretra

La uretra es un conducto, cuyo recorrido se inicia en la vejiga urinaria y acaba en el meato uretral, por donde se excreta la orina, al igual que sucede en el cuerpo de las mujeres.

Pero en el caso de los hombres también cumple una función sexual y de reproducción, porque por su interior circula el semen, que procede de las vesículas seminales, atraviesa la próstata y el pene longitudinalmente y se emite con la eyaculación. De modo que este tubo que, en el organismo masculino mide aproximadamente 16 centímetros de longitud, lo comparten el sistema urinario y el reproductor.

Sin embargo, existe un mecanismo fisiológico regulador de la función urinaria y la eyaculatoria, que impide que se mezclen el flujo de orina y el líquido seminal.

Por esa razón, cuando tienes un orgasmo y eyaculas, mientras haya en la uretra aunque sea solamente unas pocas gotas de esperma, no podrás orinar hasta que el conducto no esté completamente vacío.

Los epidídimos y los conductos deferentes

En el interior de los testículos hay multitud de tubos pequeñitos, llamados *túbulos seminíferos*, cuya trayectoria es curvada u ondulante. Por su interior se traslada el esperma, vehículo de los espermatozoides. Los túbulos se conectan con otros tubos mayores, y todos coinciden en un órgano doble, denominado *epidídimo*.

Los epidídimos, que se alojan detrás de los testículos, entre la vejiga y el recto, son verdaderos depósitos de semen. Tienen cabeza, cuerpo y cola y podrían medir varios metros si no estuvieran enrollados. Pero como lo están, ocupan un espacio de 5 centímetros de largo y 12 milímetros de ancho. El esperma llega a esta zona sin madurar: irá haciéndolo durante varias semanas, mientras se desplaza hacia los conductos deferentes. Éstos son finos cilindros y, aunque están dentro del cuerpo, rozan el borde interno de la piel del escroto, porque están situados detrás de la vejiga y encima de unas glándulas pequeñas, llamadas *vesículas seminales*.

En el punto de convergencia de estos órganos nacen los conductos eyaculatorios, de los que mana un líquido que contiene fructosa y otras sustancias que contribuyen a la circulación del esperma, fundamental para la fertilización de óvulos y la reproducción.

Por debajo de la vejiga, el diámetro de los conductos mencionados se agranda y se convierten en ampollas seminales; vuelven a estrecharse más adelante y se unen al conducto prostático, para dar lugar a la formación del conducto eyaculatorio. Este último pasa a través de la glándula prostática y se abre para verter su contenido en la uretra.

¿Qué es el semen?

La palabra *semen* significa en latín "semilla"; en castellano también se utiliza y su sinónimo es esperma. De ambas formas se denomina al líquido viscoso, de una tonalidad blanquecina, blanco lechosa o algo amarillenta y de olor singular, formado por los espermatozoides, que generan los testículos, y por los fluidos que producen diversos órganos del aparato genital masculino, con aportes de los epidídimos, las vesículas seminales, la próstata, las glándulas de Cowper, las glándulas de Littre y los conductos deferentes.

El semen se transporta a través de la uretra durante la eyaculación, hasta llegar al orificio del meato uretral, por donde se expulsa al exterior del organismo. Cada centímetro cúbico de esperma contiene alrededor de veinte millones de espermatozoides.

En una eyaculación se emite aproximadamente entre 1.5 y 5 mililitros de semen, dependiendo del tiempo que un hombre lleve sin tener relaciones sexuales y de su grado de excitación.

Cuando no se eyacula durante un período relativamente largo, suelen generarse secreciones involuntarias de esperma durante el sueño, las llamadas poluciones nocturnas.

La próstata y el punto P

La *próstata* es una glándula presente únicamente en el organismo masculino, situada por detrás de la vejiga y por delante del recto, en la base del pene. Su tejido interior se compone de un conjunto de glándulas, dispuestas en forma de racimo, lo que conforma el 70 % de su estructura interna; el 30 % restante es la cápsula externa, de tejido fibroso, que las envuelve y protege. Tanto por su tamaño como por su forma se parece a una nuez o una castaña. Por su interior pasa la uretra, un conducto flexible, que transporta orina y esperma, que también atraviesa el pene.

Durante los diez primeros años de vida de un hombre, la próstata es muy pequeña, pero, entre los once y los trece años, la hormona masculina llamada testosterona la nutre y comienza a crecer hasta llegar a tener unos 3 centímetros de longitud, 4 de ancho y 2.5 de grosor. Su peso aproximado es de unos 20 gramos y, en algunos casos, su tamaño no varía nunca.

Su estructura arracimada interna segrega el líquido prostático, que es de apariencia lechosa y responsable de que el semen tenga una textura y olor característicos. Por su calidad alcalina, este fluido neutraliza la acidez vaginal, para prolongar la vida de los espermatozoides y que tengan más tiempo y, por lo tanto, más posibilidades de fecundar los óvulos.

Debido a que desde la pubertad la próstata va creciendo por la constante secreción hormonal, es muy raro que su tamaño no aumente a lo largo de la vida adulta. Es normal que la glándula prostática se vaya agrandando después de los cuarenta años. Por lo general, dicho aumento de tamaño, denominado *hiperplasia benigna*, no reviste ninguna gravedad aunque puede causar molestias al orinar. Es un trastorno que tratan los especialistas en urología. Sin embargo, en ocasiones, el tejido puede contener células malignas, lo que puede derivar en un cáncer de próstata.

Es recomendable que, incluso sin tener síntomas especiales, los hombres de esa edad se hagan un chequeo médico para asegurarse de que no hay ningún problema.

No es posible palpar la próstata desde el exterior; es necesario llegar a ella a través del conducto anal, introduciendo un dedo bien lubricado. Se identifica por su textura singular y rugosa, el llamado punto P.

Si se presiona y acaricia, trazando breves círculos en dicho punto, se genera una intensa excitación y un goce tan profundo que algunos hombres alcanzan el orgasmo con este contacto.

Las glándulas de Cowper

Las dos glándulas así llamadas están debajo de la próstata. Otra de las formas de denominarlas es *glándulas bulbouretrales*, ya que tienen forma de bulbo y porque el fluido que segregan se vierte en la uretra.

Son pequeñísimas, como un guisante. Cuando estás muy excitado sexualmente, a punto de llegar al orgasmo, estas glandulitas se activan y segregan un par de gotas de fluido claro, que son visibles en el extremo del falo. Se trata de una secreción destinada a limpiar y lubricar la uretra, para que puedas eyacular.

El escaso líquido que vierten las glándulas de Cowper no es suficiente para lubricar el conducto vaginal. Es frecuente que en este líquido glandular haya esperma.

Si se practica el coito y se extrae el pene de la vagina antes de eyacular, adoptado como método de anticoncepción, igualmente la mujer puede quedar embarazada. De modo que si no se desea el embarazo, siempre debe utilizarse un sistema fiable para evitarlo. Por ejemplo, una *vasectomía*, que es una operación que se practica como método para no fecundar y procrear, ya que impide que el semen llegue al conducto uretral (en el capítulo 12 te explico más cosas sobre esta operación y otros métodos anticonceptivos). Sin embargo, quienes se someten a ella siguen produciendo fluido prostático, como también continúa el flujo de las vesículas seminales. De modo que se eyacula normalmente; lo único que ocurre es que el semen expulsado no fertiliza, al carecer de espermatozoides.

Capítulo 8

Los genitales femeninos

● ●

En este capítulo

► Atrévete a descubrir tu propio cuerpo

► Los senos, un órgano exclusivo de ellas

► Cuáles son los genitales internos femeninos y cómo funcionan

► El punto G, ¿existe realmente o es sólo un mito?

● ●

Que cada mujer conozca sus genitales es fundamental para que sepa cómo es su sexualidad. La vergüenza y el pudor, socialmente impuestos durante siglos, pusieron trabas a dicho conocimiento, pero afortunadamente en nuestra sociedad esa actitud pertenece ya al pasado. (Si lo que te interesa son los genitales masculinos, vuelve al capítulo 7, donde te hablo extensamente de ellos.)

El aparato genital de la mujer, que a la vez tiene funciones reproductoras, es una zona del cuerpo como cualquier otra, por lo que es absurdo negarla y no familiarizarse con ella, tal como se hace con los ojos o los brazos, por ejemplo. Sin embargo, como la mayor parte de los órganos genitales femeninos no se ven porque son internos o porque los externos están ocultos, resulta más complejo conocerlos.

Además, el aparato genital femenino es muy complejo, lo que le permite mantener el perfecto equilibrio que requiere cumplir a la perfección con sus diversas funciones, de manera extremadamente especializada. Su actividad se diferencia en dos líneas fisiológicas independientes:

✔ El conducto vaginal y los órganos internos, que son compartidos por el aparato reproductor y el sexual, ya que sirven para concebir y dar a luz, así como también influyen en la sexualidad.

✔ Los órganos que están situados en la vulva, de los que merece una mención singular el clítoris. Éstos tienen como único papel proporcionar placer a las mujeres.

A lo largo de este capítulo te mostraré todo esto con más detalle.

Lo que salta a la vista

Por fuera, en el interior de los muslos, entre el pubis y el perineo, está la vulva, que no es visible. El vello púbico, a su vez, esconde los labios mayores y menores, el clítoris y la entrada de la vagina. Esta disposición, evidentemente, contribuye al desconocimiento que las mujeres tienen incluso de sus genitales externos; si es tu caso, ha llegado el momento de revertir esa situación. Un buen comienzo es aceptarlos como parte de tu cuerpo, sin falsos pudores ni temor al rechazo.

A continuación, voy a hablarte de aquellas partes que están a la vista. En concreto, voy a detenerme en:

✔ El pubis.

✔ Los labios mayores.

✔ Los labios menores.

✔ La abertura vaginal y uretral.

✔ El clítoris.

✔ Los senos.

¿Empezamos?

El pubis

Lo primero que se ve es el *pubis*, también llamado monte de Venus, en honor a la diosa romana del amor, conformado por un tejido graso y blando que cubre el hueso pélvico. La zona está nutrida por hormonas femeninas como el estrógeno, que es lo que le otorga su aspecto abultado.

Tiene forma de triángulo con el vértice invertido y se extiende hasta el perineo, cuyo límite es el orificio anal. Está recubierto de vello que en algunas mujeres es rizado, y en otras lacio; puede ser escaso o tupido, con una tonalidad que varía, dependiendo del color del pelo y la piel de cada una.

El vello que recubre el monte de Venus y los labios mayores de la vulva tiene la función de proteger la delicada anatomía de los genitales femeninos. Por lo general, el pubis actúa como una superficie acolchada entre los huesos pelvianos de la pareja durante el coito, si la penetración se produce de frente.

El pubis es una de las zonas sensualmente más atractivas del cuerpo femenino. Hay mujeres que prefieren mantener el vello que lo recubre natural, tal como es; otras, porque les resulta más cómodo o por razones estéticas, lo depilan enteramente o dándole diversas formas, e incluso lo tiñen del color que prefieren. En ocasiones, estas opciones se ven influenciadas por los gustos de sus parejas.

Los labios mayores

Los *labios mayores* son dos pliegues carnosos de piel semejante a la del resto del cuerpo, donde se ubican diversas glándulas y folículos pilosos, aunque a veces son más parecidos a pequeños montículos que a pliegues. Su tamaño es de aproximadamente 7 u 8 centímetros de longitud, y limitan y definen la vulva, a la vez que protegen las vulnerables estructuras que se encuentran en su interior.

La zona anterior de estos labios suele ser más ancha que la posterior, ya que se van estrechando hasta fundirse con el perineo. En algunas mujeres no tienen el mismo tono que la parte del cuerpo que está a su alrededor, y su tejido puede ser tanto liso como rugoso, a la vista y al tacto. Durante la excitación sexual los labios mayores, a veces, adquieren una intensa tonalidad rojiza, por la afluencia de flujo sanguíneo hacia ellos.

Su interior es de piel suave y brillante, generalmente rosada, pero eso puede variar de una mujer a otra, hasta ser incluso de color castaño o castaño oscuro, ya que en su coloración influye el tono general de la epidermis femenina, factores raciales y otros de diversa índole.

El tamaño y la forma de los labios mayores son considerablemente distintos en cada mujer.

El vello que los cubre resulta muy atractivo y enredarlo con un dedo, darle suaves tirones... En definitiva, jugar con él resulta sumamente grato.

Los labios menores

En el interior de la vulva, rodeando la entrada al canal de la vagina, se encuentran los *labios menores*. Su función más importante es lubricar el tejido de la vulva con sus secreciones que, junto con las vaginales y las que proceden de las glándulas sudoríparas, forman una capa impermeable que mantiene la zona protegida de la orina, del flujo menstrual y de las bacterias.

Estos pequeños labios, de bordes estrechos y forma alargada son la verdadera antesala de la *vagina*. Al igual que ocurre con los labios mayores, su tonalidad es muy variada. Son de un tejido sumamente delicado y extremadamente reactivo al estímulo sexual.

Aunque casi siempre están ocultos por los labios mayores, debido a su menor tamaño (muy pequeño habitualmente), en algunas mujeres son tan grandes que incluso asoman por fuera de la vulva, lo que también está dentro de la normalidad.

Algunas mujeres, cuyos labios menores se descuelgan mucho de la base de la vulva y sobresalen, se sienten incómodas con el roce de la ropa interior. En otros casos les provoca inseguridad, vergüenza, temor al rechazo o les parece poco estético; sin embargo, aun siendo normal la variedad de tamaños, es posible reducirlos con una cirugía plástica reparadora, siempre que el especialista lo considere necesario.

La abertura vaginal y uretral

La entrada o *abertura vaginal* es la parte visible de la vagina cuando se apartan los labios menores y es uno de los puntos que más sensaciones erógenas registra de todo este conducto.

El área debajo del clítoris y encima de la abertura vaginal forma un triángulo o vestíbulo, donde se halla el meato urinario o uretral. Allí acaba el recorrido de la uretra, que conduce la orina, por allí también se excretan los flujos de las glándulas parauretrales. Su tamaño y forma varía de una mujer a otra.

El conducto uretral va desde el cuello de la vejiga hasta el meato urinario exterior, estrechamente adherido a la pared vaginal. En las mujeres mide cerca de 3.5 centímetros de longitud y no forma parte del aparato reproductor femenino.

A la entrada de la vagina se encuentra una delgada membrana denominada himen, que puede estar completa o parcialmente cerrada; es muy elástica, y en algunas mujeres no se rasga, sino que se estira durante la penetración y, en otras, aunque nunca hayan practicado el coito, se desgarra por diversos motivos. Los tampones no suelen romperlo y es bastante frecuente que no desaparezca por completo hasta el primer parto vaginal.

Avanzar en el conocimiento

El *perineo* es el tramo que va desde la vagina hasta el orificio del conducto anal. Se caracteriza por tener una piel muy delicada y sensitiva. La razón es que en esa zona hay una gran cantidad de terminaciones nerviosas sumamente sensitivas, hasta tal punto que algunas mujeres disfrutan tan intensamente cuando se les estimula el perineo que llegan al orgasmo con más rapidez.

Cuando explores tus genitales, no sólo se trata de que los observes, sino que el conocimiento que tendrás de ellos será mayor si los palpas. A través del tacto, además, verificarás mejor el tamaño de tu clítoris, te será posible comprobar su tejido retráctil y eréctil y, si sigues con un dedo el trazado del perineo, introduciéndolo en la vagina, conseguirás un buen conocimiento de las sensaciones que se despiertan en ti.

El clítoris

En la parte superior de la vulva, debajo de los labios mayores y en la confluencia de los labios menores, se sitúa el *clítoris*: palabra procedente del griego que significa "llave" (en el capítulo 9 te explico más cosas sobre él como receptor de placer). La zona visible de este órgano se asemeja a un guisante y durante mucho tiempo se creyó que su longitud total era de unos 3 centímetros, pero en la actualidad se sabe que puede alcanzar varios más en su parte interna, aunque en cada mujer los tamaños difieren, al igual que su forma y color.

En la zona interior del cuerpo, este órgano se divide como si fuera una letra V, formando dos raíces que pueden alcanzar hasta 10 centímetros cada una. Su recorrido incluye la zona frontal y los dos lados de la uretra, y llega hasta la entrada vaginal. En ese tramo hay dos bulbos que tienen una erección cuando la mujer está sexualmente excitada; cuanto más crece la pasión, mayor es el tamaño que alcanzan esos bulbos, lo que provoca la contracción del tercio inferior de la vagina, lo que aumenta las sensaciones.

El clítoris está unido al hueso pélvico a través de un ligamento corto, por lo que queda a la vista únicamente el glande, cuyo tejido es flexible y eréctil; una membrana en forma de capuchón protege la vulnerable estructura que lo compone.

En situación normal, está replegado sobre sí mismo y es el órgano más sensible de la vulva, especialmente en el glande. Su estructura es similar al pene, ya que el tejido que lo compone es esponjoso; por ello cuando una mujer está estimulada y la sangre afluye hasta allí, experimenta una erección, por lo que aumentan su tamaño y su firmeza.

Los senos

Aunque no formen parte del aparato genital, los senos son órganos sexuales secundarios y es evidente que constituyen un centro de extraordinaria capacidad de reacción erótica de las mujeres, así como un poderoso aliciente para la excitación masculina. (En el capítulo 9 vuelvo a hablarte de ellos.)

En las niñas pequeñas, los pechos no destacan más que en los niños. Pero al llegar al período que precede a la pubertad y a la aparición del primer flujo menstrual, crecen porque en su interior comienzan a adquirir madurez las glándulas mamarias, compuestas de lóbulos, que a su vez contienen lobulillos más pequeños, acabados en bulbos que producen leche en el período de lactancia. Todos ellos se conectan entre sí a través de unos conductos que convergen en los pezones. En su parte interior tienen vasos sanguíneos y también linfáticos, que acaban en los nódulos linfáticos arracimados situados en otras zonas del cuerpo.

La copa del pecho es lo visible y lo que en cada mujer tiene diferente aspecto y tamaño. Su piel es de la misma tonalidad que el resto del cuerpo, salvo en la zona de la *areola*, que es un círculo central, cuyo color es más intenso, pero en una variada gama de tonos rosados y marrones; su textura es muy delicada y en su centro está el pezón, cuyo tejido es eréctil y muy sensible a la estimulación.

El espejo o cómo ver lo que no se ve

Si te sientas con las nalgas al borde de una superficie, de modo que ésta no tape la vulva y abres bien las piernas, podrás verla perfectamente si sitúas frente a ella un simple espejo de mano.

De ese modo comprobarás su color, la densidad del tejido de los labios exteriores e interiores, conocerás la forma y el tamaño de tu clítoris y notarás que está protegido por una capucha de fina piel.

También podrás palpar el piso pelviano, toda la zona vulvar, para notar su tacto, textura y el grado de calor que emite. Quizá te asombres o incluso te surjan ideas eróticas al mirar esa parte de tu cuerpo; eso no sólo es completamente normal, sino que ese conocimiento es el inicio de un camino de madurez y satisfacción sexual.

Es frecuente que en las mujeres las zonas u órganos duplicados, como, por ejemplo, los labios mayores y menores o los senos, no sean simétricos ni exactamente iguales entre sí. Por lo general, uno es más grande o tiene más volumen que el otro, lo que no debe ser motivo de alarma o preocupación, ya que es absolutamente normal.

Lo que está oculto

Más allá de lo que se ve a simple vista, el cuerpo de las mujeres tiene muchos órganos sexuales que es recomendable conocer. En concreto, aquí te voy a hablar de:

✔ El interior de la vagina.

✔ El cérvix y el útero.

✔ Las trompas de Falopio.

✔ Los ovarios.

Vamos a ello.

El interior de la vagina

El interior de la *vagina* es de forma acanalada y su longitud varía de una a otra mujer, ya que va desde los 8 a los 12 centímetros. Tiene unos gruesos pliegues de piel llamados *rugas* y se divide en tres espacios abiertos y comunicados entre sí, las bóvedas. La última es más estrecha y profunda que las dos anteriores para facilitar que el esperma alcance el cuello uterino.

Sus paredes se rozan entre sí salvo cuando en su interior alojan al miembro masculino; entonces se separan y ensanchan para adaptarse a cualquier tamaño de pene porque su tejido fibromuscular es sumamente elástico, siempre que esté correctamente lubricado. Puede llegar a distenderse hasta los 12 centímetros de diámetro en el momento del parto.

Su mayor sensibilidad erótica se registra en la entrada y el primer tercio de su recorrido.

La cobertura interior de la vagina contiene una sustancia llamada *glicógeno* que origina el ácido láctico; éste sirve para equilibrar el flujo vaginal y mantener la zona siempre lubricada y a resguardo de bacterias. Estos fluidos son más abundantes cuando la mujer se excita. Su habitual temperatura cálida también aumenta con los estímulos.

Si realizas una autoexploración, introduciendo unos o varios dedos, puedes comprobar tanto la elasticidad como la temperatura y la humedad del canal vaginal. Para evitarte molestias conviene que antes de introducirlos los recubras con un lubricante suave de uso vaginal.

La mujer y el músculo PC

El músculo pubocoxígeo o, como habitualmente se lo denomina para abreviar, PC (en el capítulo 7 encontrarás más información sobre su equivalente masculino) es muy importante para fortalecer la zona pélvica y también cumple un papel destacado en la sexualidad, ya que ejercitándolo se gana en elasticidad vaginal y aumentan las sensaciones eróticas propias y del amante.

Los ejercicios que se practican con esta finalidad son los llamados de Kegel, por haber sido su creador el médico Arnold Kegel; son muy simples y puedes hacerlos de pie, sentada o acostada durante aproximadamente cinco minutos, unas cuantas veces cada día.

Se trata de que repitas un acto que haces naturalmente cuando tienes ganas de orinar pero debes contenerte por alguna razón. En esos casos, contraes ese músculo, automáticamente, sin pensarlo siquiera. Pero cuando hagas estos ejercicios, debes contraerlo y relajarlo voluntaria y repetidamente, en series de diez.

El cérvix y el útero

El cuello del *útero*, también llamado *cérvix* se encuentra donde acaba el trazado del conducto vaginal. Es una zona de forma abombada y maciza, que en su centro tiene un orificio muy pequeño; a través de éste, siguiendo un conducto estrecho, se accede al útero.

Conocido asimismo como matriz, éste es un órgano conformado por músculos muy fuertes que, en estado normal, mide alrededor de 7 centímetros y tiene forma de pera o triángulo invertidos. Sus paredes están recubiertas de una mucosa ricamente nutrida denominada *endometrio* cuya función es ofrecer las mejores condiciones para alojar al embrión y que pueda implantarse y desarrollarse durante los nueve meses aproximadamente que dura un embarazo.

El parto es precedido por unas fuertes contracciones que ayudan a que las mujeres den a luz; esos movimientos se producen por la contracción de los potentes músculos del útero; al principio son espaciadas, pero luego van siendo cada vez más frecuentes hasta expulsar al bebé.

Las trompas de Falopio

En el siglo XVI, el cirujano italiano Gabriel Falopio fue el primer científico que observó que en el organismo femenino existen dos conductos delgados y elásticos, de forma semejante a tubos cilíndricos que nacen de los vértices superiores del útero y evolucionan paralelos hasta llegar prácticamente a los ovarios, a los que cubren casi enteramente. Por esa razón se los denomina *trompas de Falopio*, en recuerdo de su descubridor.

Las funciones de estos órganos son muy diversas:

✔ Capturan, por medio de una acción aspiratoria, al óvulo maduro que produce el ovario y que las mujeres liberan todos los meses.

✔ Lo trasladan hasta el tercio exterior de la trompa, que se localiza en el espacio que antecede a su desembocadura en el útero.

✔ Cuando los óvulos ya están en esta zona, permiten que se produzca el encuentro con los espermatozoides que deberán fecundarlos.

Cumplida esta función fertilizadora, el óvulo se desplaza hacia arriba para instalarse en el útero, donde madurará hasta convertirse en embrión.

Acudir a la consulta ginecológica es muy importante y no es conveniente no hacerlo por miedo o vergüenza. En este último caso, basta con recurrir a una ginecóloga. Siempre es aconsejable realizar periódicamente una citología y un examen de los senos o mamografía, sobre todo a partir de cierta edad o si se sienten molestias de cualquier índole.

Los ovarios

Los *ovarios* se localizan a los lados del útero, justo bajo las trompas de Falopio. Son de forma ovoide, similar a la que tienen las almendras, de color blanquecino y textura rugosa. Su labor principal es elaborar hormonas femeninas, sobre todo estrógenos y progesterona (si quieres saber más sobre las hormonas, vuelve al capítulo 5), y, en su función reproductora, producen gametos: células comúnmente conocidas como *óvulos*, que luego maduran en su interior.

La diferencia entre los óvulos y los espermatozoides o células masculinas que los fecundan es que los primeros son bastante más grandes y se movilizan de un modo muchísimo más lento.

El punto G, ¿una leyenda urbana?

En 1940, el ginecólogo alemán Ernest Gräfenberg dio a conocer su teoría acerca de que en el interior del conducto vaginal había un punto preciso, cuya capacidad de reacción era comparable a la del clítoris, de modo que, estimulándolo, las mujeres pueden alcanzar el clímax. Tiempo después, otros profesionales que investigaron en el mismo sentido decidieron que el punto se llamaría G, en honor a su descubridor.

El lugar concreto de localización debería hallarse introduciendo un dedo en la vagina, unos 5 centímetros aproximadamente desde la entrada a la misma y en su pared anterior. Allí estaría situada un área de unos 30 milímetros, de textura rugosa y recorrida por terminaciones sensibles.

Los defensores de esta teoría sostienen que, si se estimula, el punto G se agranda y endurece, e incluso afirman que durante el orgasmo segrega un flujo similar al de la eyaculación.

No obstante, otros especialistas son escépticos y mantienen que no hay pruebas suficientes sobre la existencia del punto en cuestión. Esto se vería reforzado por el hecho de que infinidad de mujeres han intentado comprobarlo, palpando el interior de su propia vagina, sin conseguir localizarlo.

Por su parte, los doctores Masters y Johnson, parecen haber llegado a una conclusión intermedia; según estos prestigiosos sexólogos, y de acuerdo con sus investigaciones, sólo un 10 % de las mujeres han hallado el punto G. También añaden que, incluso en el caso de éstas, es bastante difícil excitar con el pene o la mano una zona de tan minúsculo tamaño.

Los óvulos que liberan los ovarios son absorbidos por las trompas de Falopio; durante su trayecto pueden ser fecundados por los espermatozoides. Pero si esto no ocurre después de treinta y seis horas, la mujer no queda embarazada. En ese caso, la mucosa del endometrio preparada para alojar los óvulos se deshace y genera el flujo menstrual.

El funcionamiento ovárico está regulado por la *glándula hipófisis*, situada en la parte anterior del cerebro; es la más importante de todo el sistema glandular, sobre el que extiende su influencia.

En las mujeres, la hipófisis determina cuándo aparece la primera menstruación y también ejerce su acción, junto con los ovarios, sobre los senos, cuando una mujer debe amamantar.

Capítulo 9

Descubre tus zonas erógenas

En este capítulo

► Cómo detectar los núcleos reactivos del hombre

► Localiza las principales áreas sensitivas de la mujer

► Encuentra otros puntos de disfrute en ambos sexos

► La piel, un gozoso itinerario por descubrir

C uando se siente deseo sexual, comienzan a registrarse prácticamente en todas las áreas del cuerpo las sensaciones propias de la excitación. Sin embargo, las señales son más intensas en ciertos puntos precisos. Ésas son las llamadas *zonas erógenas primarias*, entre las que destacan los genitales, tanto en los hombres como en las mujeres (para saber más de unos y otros, vuelve a los capítulos 7 y 8, respectivamente). Allí se sitúan las terminaciones nerviosas más sensibles que, conectadas al cerebro, le envían mensajes de satisfacción al ser estimuladas.

Sin embargo, éstos no son los únicos centros: variando de hombre a mujer y de una persona a otra, cada cual puede identificar una serie de núcleos, conocidos como *zonas erógenas secundarias*, que también potencian las percepciones y responden a la incitación sensual.

Si, haciendo uso de una metáfora, se imagina el cuerpo como un territorio cubierto enteramente por la piel, no hay más que buscar, por medio del tacto y el resto de los sentidos (encontrarás información sobre ellos en el capítulo 6), hasta hallar esas áreas que funcionan como una alarma sexual y que, una vez descubiertas, pueden elevar la pasión hasta el grado de hacer perder la cabeza a los amantes.

Los puntos sensibles de él

El más importante es, sin duda, el *pene* (si quieres saber más cosas sobre él, vuelve al capítulo 7) y, sobre todo, ciertas partes que son de singular excitabilidad. Una de ellas es el glande o cabeza, cuyo tejido sedoso y suave se estremece al ser rozado y, sobre todo, el frenillo o el orificio de la uretra que al más leve roce transmiten intensas sensaciones hacia el resto del cuerpo y es capaz de provocar una erección rápidamente.

Aunque a veces no se incluyan en los juegos sensuales, por desconocimiento o falta de experiencia, lo cierto es que tanto la bolsa escrotal como los testículos que contienen también deparan al hombre un alto disfrute. De modo que estimularlos es una excelente idea, pero, teniendo en cuenta la extrema sensibilidad de su tejido externo e interno, deben tratarse con mucha suavidad. Sobre todo al excitarlos con la boca, ya que un roce demasiado brusco en el escroto puede transformar el goce en dolor o provocar rechazo.

Otras zonas importantes

Las zonas secundarias de disfrute más reconocibles en los hombres son:

✔ El pabellón de las orejas.

✔ El cuello.

✔ La nuca.

✔ Los labios.

✔ Las tetillas y sus pequeños pezones.

Sin embargo, no necesariamente son las únicas. Tanto el rostro como el resto del cuerpo, incluyendo brazos y manos, piernas y pies, suelen reaccionar a la estimulación sexual, dependiendo de los núcleos más sensibles de cada persona.

En ocasiones, ni los mismos hombres saben dónde se localiza un rincón de placer intenso, y es precisamente al palparlo, rozarlo o lamerlo la amante cuando se despierta la imparable reacción que eleva la libido. A partir de ahí, se refinan las percepciones, y ambos aprenden qué tipo de caricias prefiere él: lentas y suaves o fuertes y a ritmo vivo.

Las orejas, sobre todo el lóbulo, al igual que ambos lados del cuello y la nuca, si se recorren despacio, con una leve caricia o con los labios, resiguiéndolos, suele provocar deliciosos estremecimientos.

Los pezones masculinos, una percepción diferente

No todos los hombres registran del mismo modo la zona de las tetillas. Algunos disfrutan enormemente e incluso piden a la pareja que les estimule los pezones con la lengua o con los dedos, para aumentar las sensaciones; a otros, por el contrario, especialmente si los pezones tienen poco desarrollo o si están hundidos hacia dentro, puede causarles dolor. Por último, hay quienes son completamente indiferentes a esa parte de su cuerpo.

Sin embargo, por lo placentera que puede llegar a ser esta experiencia sensual, merece la pena intentar despertarla, al principio con mucha sutileza, sin apretar, recorriendo las areolas y pezones muy suavemente, con los dedos humedecidos con saliva para que se deslicen. Luego, poco a poco, siempre atendiendo a las indicaciones del gozo, hay que aumentar la intensidad del contacto hasta llegar al pellizco delicado e incluso al mordisco superficial.

Lo ideal es que seas tú mismo quien le indique a tu pareja cómo te gusta ser estimulado en ese punto; si no deseas decírselo con palabras, prueba a excitarla a ella como desearías; sin duda, lo entenderá a la perfección.

El goce oculto de las nalgas

Las nalgas masculinas suelen ser un reclamo de atracción para muchas mujeres, cuando su forma y musculatura destacan por su armonía estética. De manera que es natural que, durante los juegos preliminares e incluso durante el coito, ésa sea una parte del cuerpo de él que deseen excitar. A su vez, a los hombres les encanta ese contacto. Pero no tienes por qué detenerte allí, los glúteos ocultan algunos de los puntos en los que puedes hacer que tu chico experimente el mayor disfrute.

Basta con que dibujes la línea que separa sus nalgas con un dedo o lamerla con la punta de lengua; luego ábrelas con ambas manos, y tendrás a la vista una área atravesada por una densa red de terminaciones sensibles, que se multiplican al llegar al anillo del ano. Todos los contactos y estímulos que brindes a tu amante en esos sitios singulares lo llevarán al umbral de un goce insospechado; es cuestión de que te dejes llevar por tu creatividad.

Privilegio de mujer

En el cuerpo femenino, las zonas erógenas primarias están claramente localizadas y se las reconoce porque tienen una aguda sensibilidad. El más mínimo roce envía a los centros nerviosos ondas incitantes que despiertan o intensifican el deseo. Pero, además, la sexualidad de las mujeres se distingue porque prácticamente no hay un solo punto de su anatomía y ni un espacio aislado de la piel que no respondan al estímulo.

No obstante, es evidente que el clítoris es el centro máximo de reacción (si quieres saber más cosas sobre él, puedes repasar el capítulo 8), que al ser estimulado envía señales de placer al cerebro, que éste reparte por todos los rincones donde habita la sensibilidad. Le siguen en intensidad de respuesta los labios mayores y menores, el orificio vaginal, el perineo y el ano. Y muy cerca de los genitales, sobre todo del pubis y la vulva, se encuentran otros puntos de especial sensualidad: el ombligo y la zona superior e interna de los muslos.

El clítoris, el receptor del placer

Además de ser el núcleo sensible por excelencia del cuerpo femenino, el clítoris tiene la cualidad de emitir mensajes de goce, como si radiara ondas que se transmiten a la vagina, cuyo tejido es menos sensible. Es por eso que en las mujeres el deseo despierta con mucha fuerza ante la estimulación que conecta ambos núcleos.

El clítoris responde al más leve roce de los dedos o la boca y si, al estar erotizándolo, el amante o ella misma penetran el conducto vaginal con uno o varios dedos, se multiplicará el efecto.

Por lo demás, se trata de dejar en libertad la imaginación, como en todo lo relativo a la sexualidad. Apresar el clítoris por ambos lados con el índice y el dedo medio, mientras el pulgar traza círculos en la entrada de la vagina; lamer la punta y entrar y salir del conducto vaginal con un dedo al mismo ritmo, o cualquier otro juego que dicte la pasión, generará más deseo y mayor excitación hasta que ella llegue al clímax.

Los senos, la vía al orgasmo

Los senos femeninos son una de las áreas donde se concentra un altísimo grado sensitivo, y ello tanto en la copa como en la areola y, en especial, los pezones. Excitarlos conduce a muchas mujeres al orgasmo, ya que lo que percibe esa área es recibido y registrado por todo su cuerpo.

El tejido de los pezones tiene una característica singular: cuando ella está excitada y está erecto, conserva las sensaciones y las va incrementando a medida que se estimulan otras zonas erógenas, manteniéndose así durante toda la cópula.

La respuesta de los pezones crece con el paso del tiempo, porque su sensibilidad se va acrecentando y sus percepciones al tacto se agudizan.

De cintura para arriba

En las mujeres se producen reacciones sorprendentemente intensas en la parte interna de los brazos, sobre todo en el hueco que coincide con el codo y, bien arriba, en la proximidad de las axilas. Lamer ese punto hace las delicias de muchísimas de ellas.

Otra área especial se sitúa en la espalda, sobre todo en la línea que recorre la espina dorsal, donde hay un entramado nervioso importante. Y, a los lados, en el límite con el torso, la caricia ascendente que roza de cerca los pechos, resulta muy insinuante para la mujer, al igual que si se resigue con las palmas la silueta de sus caderas y muslos, como también los omóplatos y, por delante, la clavícula; deben tratarse ambos con suma delicadeza, ya que son estructuras óseas de gran fragilidad.

No hay que olvidar tampoco el placer que despierta el estímulo en la zona levemente hundida donde se ubica el coxis, los glúteos, las corvas y la delicada piel entre los dedos de los pies.

Sin distinción de sexos

La cabeza y el rostro de los hombres y las mujeres tienen infinidad de puntos receptivos a la excitación, como, por ejemplo, el nacimiento del pelo y el cuero cabelludo que, suavemente acariciados, ponen en alerta a la libido. Los estímulos en esos sitios actúan como una locomotora de arranque del deseo, que luego irá avanzando, profundizando y "visitando" otros lugares más íntimos.

Es conveniente recordar la sensibilidad que tienen los lóbulos y también la zona interna del pabellón de las orejas, y en el rostro cabe también prestar especial atención a los párpados, cuya fina piel también es muy perceptiva. Desde luego que el lugar de privilegio lo ocupan los labios que reciben con enorme placer besos, lametones y roces; en cuanto al interior de la boca, es un verdadero faro que se enciende, cuando los amantes lo recorren con la lengua, incluso lo más recóndito de ese cálido espacio hasta que estalla, vigoroso, el deseo.

La espalda

Entre las sorpresas que revelan tanto el cuerpo femenino como el masculino se encuentra la zona de la espalda. Todos responden positivamente cuando se les toca la piel de esa área, debido a que está plagada de fibras de sensibilidad nerviosa que se conectan al cerebro y a otros centros físicos de placer.

La puedes estimular con las palmas de las manos abiertas, abarcando tanto los lados como el centro, los omóplatos o los puntos que prefieras. Luego continúa, deslizando y tamborileando con las yemas de los dedos por la columna vertebral hasta llegar a su base; una vez allí, con las manos abiertas y posadas encima de las nalgas, fricciona suavemente y recorre su contorno con un dedo como si quisieras dibujarlas; le estarás deparando un intenso disfrute.

Si deseas seguir, prueba acariciarle la espalda con los dedos de tus pies, con mayor o menor presión, de acuerdo con las reacciones que vayas observando.

Las manos

Como no podía ser de otra manera, las manos, protagonistas absolutas cuando se trata de acariciar, masajear, palpar, rozar, golpetear y ofrecer tantos otros placeres de contacto sensual, también son sensibles a la excitación. Son las verdaderas reinas del tacto, y su piel conoce todo tipo de estímulos y contrastes: frío/calor; textura lisa/rugosa; suavidad/aspereza y muchos más.

Por eso su percepción es altísima: ciertos juegos, como soplar en las palmas, morder suavemente los cantos y chupar los dedos, lamiendo con delicadeza los huecos entre ellos, resultan irresistibles.

¿Por qué marginar al resto del cuerpo?

La piel responde al menor acercamiento, que provoca placer o sensaciones desagradables, según el caso y el tipo de contacto. Los estímulos pueden proceder del medio ambiente, del propio tacto o del ajeno, del clima y de muchas otras fuentes. Son singulares las sensaciones eróticas con las que reaccionan las áreas de piel que casi no tienen vello.

Una buena manera de que conozcas sus posibilidades para ofrecer disfrute es que las explores de diversas formas y también con juguetes eróticos. De ese modo, sabrás dónde incidir para aumentar el goce tanto estando a solas como en otras ocasiones, para probar después el mismo juego con tu pareja en esas zonas de su cuerpo o en el tuyo.

Capítulo 10
La senda del goce supremo

*U*na sexualidad plena no sólo es una aspiración colectiva, sino que es indispensable para tener equilibrio físico, mental y psicológico, así como madurez en todos los órdenes.

Por lo general, la meta de una relación sexual es a priori el orgasmo. Sin embargo, una vez que surge el deseo y se inicia la estimulación entre la pareja, la excitación discurre por un camino en el que se goza, paso a paso, de cada punto del itinerario erótico. Las personas se internan en él implicándose física y emocionalmente. En el primer aspecto intervienen las hormonas responsables de las reacciones sexuales (si te interesa repasar este tema, vuelve al capítulo 5) y en el segundo sutiles maneras de experimentar y ofrecer placer (en el capítulo 14 te mostraré unas cuantas). Estos procesos no pueden generalizarse, ya que son personales e intransferibles de cada individuo, independientemente de su sexo.

Tampoco son comunes los tiempos de respuesta sexual: ella suele despertar más lentamente a las sensaciones. Pero cuando la cadencia y el grado de pasión de los cuerpos se igualan, sin buscar con urgencia el orgasmo, sino dejándose llevar, los amantes llegan al punto culminante del coito, extasiados.

En el hombre es así

Dada la importancia del tema, creo que vale la pena ver cómo hombres y mujeres afrontan el deseo y su satisfacción.

En el caso del hombre, se pueden distinguir varias fases:

- ✔ Fase de excitación.
- ✔ Fase de meseta.
- ✔ Fase orgásmica.
- ✔ Fase final o de resolución.

Como seguro que quieres saber más de ellas, y ello tanto si eres hombre como mujer, sigue leyendo.

El apetito que se despierta

Cuando a partir de un estímulo erótico se despierta la libido masculina, da inicio la *fase de excitación*, durante la cual surgen dos tipos de reacciones:

- ✔ **La vasocongestión o erección.** Provoca que el pene comience a erguirse, paulatinamente, porque la sangre llena las cavidades esponjosas de su tejido interior. Esta vasocongestión tarda en producirse entre tres y ocho segundos en los hombres jóvenes, mientras que en los de mayor edad es más lenta y gradual.

- ✔ **La miotonía.** Paralelamente a la erección, se engrosa la piel del escroto y la bolsa testicular pende menos que en su estado habitual; los testículos aumentan de tamaño y ambos órganos se acercan más al cuerpo.

La excitación se vuelve uniforme

La segunda fase de respuesta sexual, llamada *de meseta* es, como su nombre indica, un período en el que la excitación se torna constante y uniforme. Sin embargo, se trata de un estado avanzado, previo al orgasmo. Éstos son algunos de sus pasos:

- ✔ El glande toma una tonalidad púrpura, porque la vasocongestión aumenta.

- ✔ Los testículos siguen elevándose y se preparan para la próxima eyaculación, y su tamaño se acrecienta hasta ser una vez y media más grande del habitual.

✔ Las glándulas de Cowper segregan unas gotas de fluido seminal, para lubricar la punta del pene.

Además, has de tener en cuenta que:

✔ En el 25 % de los hombres, la piel de distintas partes del cuerpo se cubre de unas manchas rojizas, semejantes a una erupción.

✔ El control sobre los gestos de la cara se pierde.

✔ Los pies y las manos se contraen por efecto de la miotonía.

✔ La respiración se acelera hasta alcanzar, en ocasiones, el punto de jadeo.

✔ La presión sanguínea y el ritmo cardíaco que ya se veían aumentados durante la primera fase, en estos momentos se disparan.

El punto máximo de erección puede prolongarse mucho tiempo si el hombre sigue siendo erotizado y su mente permanece concentrada en aquello que le excita; pero, en caso de distracción, puede disminuir o perderse incluso, aunque luego se recobre.

Cuando un hombre se nota tan excitado que cree no poder evitar la eyaculación, a veces recurre a un pensamiento ajeno al sexo para evadirse y prolongar el placer, esperando a que su pareja esté plenamente estimulada y desee la penetración.

El orgasmo ya está aquí

Seguidamente se inicia la fase orgásmica, que puede subdividirse en dos:

✔ **Primera parte del proceso.** Los conductos deferentes, las vesículas seminales, el conducto eyaculatorio y la próstata se contraen rítmicamente, lo que provoca que el semen se almacene en el bulbo de la uretra, situado en la base del pene. También se contrae el esfínter interior de la vejiga, para evitar la eyaculación retrógrada; es decir que el hombre eyacule hacia dentro. Al mismo tiempo, la vejiga se cierra, para impedir que semen y orina puedan mezclarse. Cuando el esperma ya se encuentra en el bulbo uretral, los hombres experimentan una sensación que se prolonga entre dos y tres segundos: eso les indica que su eyaculación es inminente.

✔ **Segunda parte del proceso.** El esfínter exterior de la vejiga se relaja, para permitir que fluya el semen. En el momento en que la musculatura que rodea la uretra y la base del pene se contrae, la eyaculación es impulsada con fuerza hacia el exterior y dependiendo del número de contracciones y de la cantidad de líquido seminal que se expulse, el placer se percibe durante más tiempo. Los primeros espasmos son más intensos y suelen producirse cinco contracciones, cada cuatro segundos, aproximadamente, a las que siguen entre dos y cuatro, pero más espaciadas; sin embargo, esto varía en cada hombre.

A veces, los más jóvenes mantienen el miembro erecto durante varios segundos después de su eyaculación, aunque no es lo frecuente; lo mismo puede sucederles a hombres mayores. Es importante saber que se trata de una condición natural, que dicho efecto no puede adquirirse ni aprenderse con adiestramientos o ejercicios para conseguirlo.

La fase final

Después de que los hombres experimenten el orgasmo, comienza la fase denominada de *resolución*. Durante ésta, el organismo recupera su estado normal y la erección desaparece en dos etapas:

✔ En la primera, de aproximadamente un minuto, los tejidos de los órganos genitales se vacían de sangre, por lo que se pierde la mitad de la tensión del pene.

✔ En la segunda, que es más larga y dura varios minutos, los testículos y el escroto vuelven a su tamaño habitual y la bolsa escrotal recobra su aspecto colgante con la piel fina y rugosa.

IDEA SEDUCTORA

Añade una pizca de pimienta a la relación

En el sexo nada debería ocurrir siguiendo recetas o respondiendo a costumbres convencionales, tales como concederles el papel activo a los hombres y el pasivo a las mujeres. De hecho, la práctica totalidad de las parejas comentan, según diversos estudios, que el intercambio de los roles tradicionales añade una ración de morbo a sus relaciones y, a veces, eso es un buen aliciente para recuperar la pasión de los inicios, si llevan mucho tiempo juntas. Asimismo, en ciertos casos, desde el primer momento y debido a los diferentes caracteres y personalidades, hay hombres y mujeres que se excitan sobremanera ejerciendo un papel activo, que los lleva a indagar en cada rincón del cuerpo de su amante, inventando nuevos juegos en cada encuentro y disfrutando de las respuestas a sus sorpresas eróticas.

Otras personas, independientemente del género, por su particular perfil o sensibilidad, prefieren dejarse llevar entre los brazos de sus parejas sin tomar la iniciativa. Y en función de la actitud erótica que asuman él o ella será la intensidad de la reacción, como el tiempo de respuesta sexual.

A ellos les aguarda entonces una etapa por la que no pasan las mujeres: se trata del *período refractario*. Durante éste, se relajan por completo, los músculos que alcanzaron una tensión máxima se vuelven del todo laxos, y a algunos hombres les da sueño o se duermen directamente. Dependiendo de una serie de factores diversos, para que los hombres vuelvan a tener una erección y alcanzar otro orgasmo es preciso que transcurran entre una y varias horas; en algunos casos, debe pasar un día entero.

Segundos antes de la eyaculación, la punta del glande se humedece con unas gotas de fluido viscoso, aunque no tanto como el líquido seminal, que pasa por la uretra y la lubrica, preparando el pene para la penetración.

El coito anal o la intimidad plena de la pareja

Tanto hombres como mujeres sienten un enorme placer cuando viven naturalmente y con entera libertad la experiencia del coito anal. Además, supone probablemente el más alto grado de confianza e intimidad que puede unir a una pareja de amantes. La razón es que el ano es el punto secreto de la anatomía humana.

Esta zona está singularmente dotada para ofrecer percepciones sumamente gozosas, ya que es uno de los puntos más sensibles a la estimulación, por estar poblada de terminaciones nerviosas con una gran capacidad de reacción erótica.

Indudablemente, no es fácil decidirse a descubrir las placenteras posibilidades eróticas que esta práctica sexual proporciona; sin embargo, si se hace lentamente, sin ansiedad, con delicadeza y nunca forzando o acelerando las situaciones, sino actuando con espontaneidad y cuidado, el resultado valdrá la pena, sin duda, tanto para él como para ella.

En la mujer es así

La mujer no se excita repentinamente, sino que —como afirman los expertos estadounidenses Masters y Johnson—, lo hace de manera paulatina en un período de respuesta que aumenta en intensidad a lo largo de cuatro fases diferentes. Son las siguientes:

✔ Fase de excitación.

✔ Fase de meseta.

✔ Fase orgásmica.

✔ Fase final o de resolución.

Como en el caso de los hombres, voy a explicarte cada una de ellas paso a paso.

El momento de la excitación

La excitación se inicia cuando ella nota que comienza a sentir deseo, lo que físicamente se identifica con señales muy claras, producto de dos fenómenos fisiológicos

✔ **La vasocongestión.** Este fenómeno genera que los tejidos de los órganos genitales, la vulva, el clítoris y también de los pezones y areolas o los lóbulos de las orejas adquieran turgencia, debido a que hay una mayor afluencia de sangre hacia esas zonas. Las mujeres que ya han sido madres, notarán que sus labios mayores abultan más, hasta tal punto que en ocasiones su tamaño y grosor se triplica, al mismo tiempo que los menores adquieren una tonalidad rojo oscuro. En las que nunca han dado a luz, en cambio, el tejido de los labios menores se hace más suave, se afina el volumen, y su color se vuelve de un rojo brillante. En el interior de la vagina también se producen modificaciones: se oscurece y se ensancha.

Asimismo, los pechos aumentan de tamaño y los pezones están erectos. Pese a que no es visible, el útero se expande y eleva. La vagina comienza a lubricarse entre diez y treinta segundos después de haberse iniciado esta fase.

✔ **La miotonía.** Es el proceso de tensión de los músculos, responsable de generar contracciones, gestos incontrolados en el rostro, espasmos y movimientos involuntarios de manos y pies: son reacciones al placer que se va sintiendo ante los diversos estímulos.

Hay otras señales propias de esta etapa:

✔ La lubricación y la dilatación vaginal continúan en aumento.

✔ Los labios mayores se aplanan y separan.

✔ Los latidos del corazón se aceleran.

✔ La respiración se vuelve agitada.

A veces, se aprecian manchas rojizas en el pecho, el rostro, los hombros, la espalda y otros puntos del cuerpo, parecidas a un sarpullido; es el llamado *rubor sexual*, que no se da en todos los casos, pero sí en una de cada tres mujeres. La duración de esta primera fase es variable y va desde unos pocos minutos hasta aproximadamente una hora.

La vasocongestión también genera que la abertura de la vagina se contraiga, para "abrazar" al pene. Y en el interior, las paredes vaginales van dilatándose cada vez más, el útero sube al máximo, el clítoris se oculta tras su capucha protectora y se empequeñece. Todo ello a la vez es la señal inequívoca de que la excitación está creciendo.

La excitación se estabiliza

La siguiente fase se llama *de meseta* y se extiende a lo largo de entre treinta segundos y tres minutos. Su nombre procede del hecho de mantenerse estable la excitación y en el nivel que cada mujer haya alcanzado hasta ese momento. Pero si en esta etapa cesa la estimulación sexual, entonces se produce un retroceso que la lleva a regresar a la fase primera o de excitación. En esta fase:

✔ Los pezones están cada vez más tensos; en ocasiones, se hunden como si desaparecieran, porque los senos crecen casi una cuarta parte de su habitual volumen.

✔ La respiración también se agita más todavía y siguen subiendo la velocidad del ritmo cardíaco (que puede llegar a estar entre los cien y los ciento sesenta latidos por minuto) y de la presión sanguínea.

✔ En los labios mayores y menores se intensifica la coloración de la fase previa y, por lo general, cuando la mujer llega a este momento, está a breves instantes (unos tres minutos) de alcanzar el orgasmo.

✔ El flujo vaginal adquiere una consistencia mucosa, distinto en cantidad y densidad en cada mujer: puede ser muy abundante y espeso o apenas apreciarse.

Al final de la segunda fase, el tercio más bajo de la vagina se expande totalmente; este proceso se conoce como la *antesala del orgasmo*.

Llega el orgasmo

La tercera fase es la *orgásmica* y dura aproximadamente entre tres y quince segundos. El clítoris es cubierto completamente por su capucha, pues su tamaño se acorta. Al generarse los movimientos de vaivén, atrás y adelante, durante el coito, su sensitiva piel se estimula hasta provocar el clímax. Los espasmos del placer clitórico se transmiten a otros puntos erógenos, como el conducto vaginal y el ano. Sin embargo, algunas mujeres perciben el disfrute también en otras zonas del cuerpo, que van desde un sensual cosquilleo hasta un gozoso escalofrío.

El orgasmo se expresa en ellas con una cantidad variable de contracciones de la musculatura pelviana, situada alrededor del área vaginal. Se inician a un ritmo de segundos, entre una y otra, y liberan el cuerpo de la tensión sexual.

Posteriormente, las contracciones continúan, hasta llegar a unas seis o siete, pero son más espaciadas y de menor impacto. En el interior del organismo también se producen espasmos en el útero, en forma de oleadas, cuyo punto de partida es la zona superior del cuello uterino.

Orgasmo, ¿vaginal o clitórico?

Para comprender cómo se produce el orgasmo femenino hay que tener claro que así como en el hombre lo desencadena la fricción del pene, en la mujer lo provoca la del clítoris, ya que ambos órganos tienen un tejido similar: reactivo y con capacidad eréctil.

Aunque hay quienes sostienen que hay dos tipos de orgasmos femeninos, uno vaginal y otro clitórico, lo cierto es que el clímax en ellas es único, o el mismo. El motivo de esta última afirmación es que puede producirse el orgasmo si durante el coito la mujer o su amante estimula el clítoris con los dedos o un dildo, embiste o si ambos se acoplan de manera que el pene, a la vez que embiste, roza este punto.

Durante la penetración, las mujeres gozan al sentir el miembro en su interior, pero si no se erotiza el clítoris, será difícil que alcancen la fase orgásmica.

Cuando el pene frota la zona interior de la raíz clitórica, que está alrededor del área inferior de la vagina, el pubis y la vulva se friccionan entre sí constantemente; también cuando entra y sale del conducto vaginal durante las embestidas, el tronco del pene estira los labios menores y la capucha protectora del prepucio del clítoris se desliza, rozándolo y produciéndole a ella sensaciones de placer que desembocan en el orgasmo.

El regreso de la calma

En la cuarta fase, llamada *final* o *de resolución*:

✔ El cuerpo se cubre con una ligera capa de sudor.

✔ El rubor sexual se va atenuando, hasta que la piel vuelve a adquirir su tono de siempre.

✔ Los senos y los órganos genitales recuperan su tamaño y su textura normales; asimismo el útero también desciende hasta la posición que ocupa en reposo y la vagina se desinflama.

Es preciso que transcurran entre cinco y diez segundos para que el clítoris vuelva a su estado habitual; no obstante, en estos momentos está especialmente sensitivo. Al cabo de una media hora, aproximadamente, todo ha vuelto ya a la normalidad.

Al contrario que los hombres, las mujeres no pasan por el período denominado *refractario*, después del clímax; es decir, que pueden recuperar fácilmente el estado de excitación que las lleve a un nuevo orgasmo.

Ellas no alcanzan el clímax en todos los casos. En ciertas ocasiones, aunque lleguen a sentirse muy excitadas durante la fase de meseta, por diversos motivos de tipo emocional o psicológico no continúan hacia la fase siguiente u orgásmica. Sin embargo, eso no significa que la relación sexual se disfrute menos. Además, y dado que las mujeres se recuperan muy rápidamente, se puede volver a estimularlas y reintentarlo.

Multiorgasmos, un privilegio femenino

Las mujeres tienen un privilegio singular en cuanto a su sexualidad: pueden tener varios orgasmos seguidos. Sin embargo, no en todas las mujeres es así o no todas saben descubrir cómo llegar a ello.

No hay razones científicas que expliquen la condición multiorgásmica femenina. Algunos investigadores opinan que puede deberse a que la concentración hormonal que alcanzan durante el primer orgasmo se mantiene. Es decir, que una vez alcanzado el clímax, vuelven a la fase de meseta y, al continuar los estímulos, el orgasmo se repite varias veces más. Hay mujeres que lo aprenden o les sucede por primera vez cuando se masturban a solas y luego les cuentan a sus amantes cómo estimularlas para que lo consigan juntos, porque el hombre disfruta doblemente al ofrecerle este placer.

A las mujeres multiorgásmicas les ocurre que el clítoris, erecto por el flujo sanguíneo que está nutriendo su esponjoso tejido, se va retirando muy poco a poco y permanece sensible, lo que predispone a un nuevo orgasmo inmediato. No obstante, algunas, después del clímax, sienten una extrema sensibilidad en sus genitales y otros puntos erógenos, de modo que rechazan nuevos estímulos en el clítoris o los pezones y prefieren descansar antes de ir en busca del nuevo orgasmo.

En cualquier caso, es esencial no obsesionarse buscando el clímax múltiple, ya que la vida sexual puede ser plena y satisfactoria, sin necesidad de encadenar varios orgasmos durante un mismo encuentro erótico.

La idea del coito en ellas y ellos

El cambio de actitud de las mujeres en las últimas décadas ante el coito ha modificado muchas percepciones, y cada vez son menos las diferencias en relación con la sexualidad entre ellas y ellos.

No obstante, todavía hay hombres para los que el coito es el único objetivo, y vuelcan en ello todas sus energías, ya que les representa un placer supremo sentir el pene en el interior de la cálida y húmeda vagina. Esto los lleva a apresurar el momento de la penetración, guiados por la excitación, sin advertir que su pareja aún no está preparada.

Para ellas es diferente, porque —aunque tienen sensibilidad vaginal—, su máximo punto de placer está en el clítoris, que debe ser estimulado antes y durante la unión. Así es como el conducto vaginal adquiere la lubricación adecuada para que la satisfacción de ambos sea plena.

Incluso estando muy excitadas, algunas mujeres emiten poco flujo vaginal o no lo emiten; en otras, en cambio, la lubricación es abundante. Pero es preciso saber que, en todos los casos, la vagina lubricada facilita la penetración y ayuda a que los músculos vaginales se distiendan, aunque el pene sea grande y la erección muy firme.

Detalles íntimos

En general, todas las mujeres, aunque su orgasmo se produzca al rozarse el clítoris contra los genitales masculinos, o por su estimulación directa, disfrutan al sentir que el miembro de su amante las penetra y luego permanece alojado dentro de su cuerpo durante el coito, debido a la estrecha intimidad de ese contacto, que los funde a ambos en el disfrute.

Cuando el pene, en sus embestidas, frota las paredes de la cavidad vaginal, a veces el aire que se desplaza provoca un sonido peculiar. Les ocurre a muchas mujeres, aunque no siempre se oye. Para no estar pendientes de ello porque puede desviar la atención del goce, si ella se siente incómoda con ese ruido, bastará con que lo comente, incluso de manera divertida, para que él sepa que es algo propio de la naturaleza.

Capítulo 11
Masturbación y fantasías

. . . .

En este capítulo

▶ Algunas ideas acerca del autoerotismo

▶ Una selección de técnicas para tu propia satisfacción

▶ Aprende a compartir este disfrute especial con tu pareja

▶ Dale rienda suelta a tu imaginación a la hora de buscar el placer

. . . .

*L*a búsqueda del placer es algo innato en la vida y, si hablamos de sexualidad, el autoerotismo es la manera más natural y la primera para hallarlo.

Las caricias y estímulos en el propio cuerpo son una de las experiencias más ricas que se pueden tener y son una práctica muy saludable para mantener el equilibrio físico y mental. Los orientales recomiendan incluso olvidar las inhibiciones para dedicarse únicamente a responder a la voz erótica que surge de lo más íntimo.

Al masturbarse, se aprende a conocer los genitales y sus reacciones, al igual que otros puntos del cuerpo sexualmente sensibles. Y, tanto estando a solas como en pareja, se disfruta de total libertad y se puede dar rienda suelta a las fantasías: ninguna presión o exigencia nos altera, no hay que alcanzar metas ni demostrarle nada a nadie.

Es así como ganas en madurez, habilidad y creatividad sexual, algo con lo que no se nace, sino que es un arte que se aprende en la intimidad y que, volcado en las relaciones compartidas, enriquece enormemente el erotismo.

Ellos son los protagonistas

No hay dos hombres con la misma sensibilidad sexual y tampoco una única forma de autoerotizarse. Hay que buscar la propia, experimentando y notando qué es lo que proporciona más goce.

Por eso, lo mejor es relajarse y dejar volar libremente la imaginación, que servirá de guía, sin necesidad de buscar el orgasmo por obligación. El sexo no es automático ni tiene reglas fijas: estímulos con los que se disfruta mucho un día en otras ocasiones no despiertan los sentidos con tanta intensidad. De modo que para no caer en la rutina y repetir siempre las mismas caricias hay muchas y diversas técnicas de masturbación.

Piensa que la autoestimulación no es únicamente la vivencia erótica en sí, por más intensa que ésta sea. También hay otros aspectos importantes: tanto médicos como psicólogos y sexólogos lo consideran una de las maneras más auténticas y maduras de la práctica sexual, capaz de liberar de tensiones físicas y emocionales.

Asimismo, afirman que es el más placentero ejercicio de relajación y serenidad y una forma de contribuir al equilibrio de la personalidad, en un marco de estabilidad y satisfacción.

A continuación te presento algunas técnicas de autoestimulación. A ver qué te parecen:

✔ **Estimulación a dos manos.** Es una forma bastante sofisticada de masturbación. Es más fácil si se utiliza un lubricante que se echa en la palma de la mano y se unta en la cabeza del falo, para gozar más intensamente y protegerlo de roces que podrían causar molestias. Con la otra mano, se toma la zona inferior del glande. En esta posición, se inicia una fricción arriba y abajo, a izquierda y derecha o del modo con el que más se disfrute.

Hay hombres que prefieren usar el dedo índice o el pulgar para profundizar y añadir sensaciones, haciendo círculos sobre la cabeza del pene, con distinto grado de intensidad.

✔ **La V de la Victoria.** Se trata de disponer los dedos índice y corazón, estirados y abiertos en forma de V, con el dorso en la misma dirección en que está situado el cuerpo. O sea que, si la persona es zurda, sus dedos deben apuntar a la derecha y, si es diestra, al revés. El pene se sitúa entre los dos dedos, con el índice por debajo.

Los roces son arriba y abajo, con un ritmo uniforme hasta el final; se puede parar o ralentizar el estímulo para retrasar el orgasmo y gozar más largamente de la caricia. También es posible añadir otro dedo y mientras se fricciona con los dos anteriores, dejarlo quieto encima del frenillo.

✔ **El anillo o círculo.** En este caso, los dedos pulgar e índice forman un anillo, rodeando la base del pene en reposo que se deja apoyado en la ingle. Con los otros tres dedos se estira suavemente hacia abajo y hacia la izquierda, la piel del escroto. Luego, se coloca el pulgar y el meñique de la otra mano en el dorso del falo, alrededor del pliegue de piel del glande. El dedo corazón se posa sobre el eje del tronco y el pequeño y el índice, a cada lado. Mientras una mano permanece quieta, la otra aprieta y se mueve con rapidez para que el pene vibre de un lado a otro, girando un octavo de círculo.

✔ **Roce electrizante.** Al inicio se apoyan las yemas de los dedos de una mano, de tal manera que rodeen la corona para mover el falo en sentido horizontal con el pulgar y el índice de la otra mano, coloca-dos lateralmente a la base. Estos dedos sólo se usan para mantener-lo horizontal, mientras la muñeca dibuja un ángulo recto con la mano y lo va haciendo vibrar de izquierda a derecha; la sensación que se percibe en el glande es como si se recibieran corrientes electrizan-tes; hay que mantener constantemente los dos dedos que sostienen la base del falo pegados a ella y estirando de adelante atrás, casi imperceptiblemente, para que esté erguido todo el tiempo.

✔ **El lubricante, que no falte.** Para autoerotizarse así, es necesario el uso de un lubricante, untando desde el ombligo hasta la zona inferior del abdomen, al igual que ese triángulo tan erógeno formado por la ingle y las piernas, donde nace el vello público. Por supuesto, que las manos y el miembro también deben lubricarse. Una vez hecho esto, se atrae el falo hacia el abdomen, de modo que el glande entre en contacto con la piel humedecida.

Es el momento de iniciar los estímulos suavemente y, poco a poco, ir aumentando el ritmo con movimientos alternados de derecha a iz-quierda y viceversa; a la vez, se hace subir y bajar el tronco del falo, rozándolo con la palma de la mano.

Es el turno de ellas

Cada mujer va descubriendo sus emociones y sus sensaciones al estimu-larse y gana una experiencia valiosísima, que luego podrá trasladar a sus relaciones sexuales en pareja para enriquecerlas. Algunas se masturban con frecuencia y otras lo hacen más esporádicamente, según su deseo. No hay reglas fijas. Muchas van descubriendo que autoerotizarse las relaja y las hace sentir mejor en todos los terrenos de su vida.

En cuanto a las maneras de estimularse y a los puntos erógenos que prefieren excitar más o menos, no hay dos mujeres iguales, como tampoco lo son su libido y sus fantasías. (En el capítulo 9 puedes repasar todo lo relativo a las zonas erógenas, tanto de mujeres como de hombres.)

Como en el caso de los hombres, a continuación te explico algunas técnicas muy válidas:

✔ **Entre los muslos.** Aunque ésta no es una técnica demasiado frecuente de autoerotismo femenino, hay mujeres que la disfrutan mucho. Se trata de poner las piernas paralelas y muy juntas o incluso cruzadas; y así presionar rítmicamente los muslos, al mismo tiempo que se contraen los músculos que van desde el hueso púbico hasta el coxis. Al hacer estos movimientos, los labios mayores y menores de la vulva se rozan y a la vez estimulan el clítoris.

Si decides no estimular tu sexo directamente con las manos, sino usarlas para excitar otras partes de tu cuerpo, una almohada o un cojín son muy buenos aliados. Situarse encima ayuda a mover el cuerpo hacia los lados y permite cambiar la intensidad de contacto con la almohada o el cojín.

✔ **Disfrutar sentada.** Suele ser frecuente asociar sexo y cama; sin embargo, no tiene por qué ser necesariamente así siempre, sobre todo, porque las repeticiones y las rutinas terminan apagando el deseo. Un sofá, un sillón o una simple silla, si ella se sienta con las piernas abiertas, para tener los genitales al alcance de la estimulación, son una opción diferente que puede resultar muy gozosa. Es una posición muy cómoda para acariciarse con una mano los labios mayores y menores, pasar luego al punto clave del clítoris, a la vez que con la otra se excitan los pechos y pezones.

✔ **Boca arriba y boca abajo.** Es ideal acostarse en la cama o en un sofá, estirada o con las piernas flexionadas a la altura de las rodillas y llevar una mano a la vulva para recorrer los labios mayores y menores produciendo placenteras sensaciones. Los muslos pueden estar más o menos separados o abrirlos y cerrarlos durante la estimulación, depende de lo que produzca más goce. La otra mano puede estimular los senos y, a medida que aumenta la excitación, introducir un dedo en la vagina para embeberlo en su fluido natural y lubricar el clítoris, deslizando cada vez más rápidamente la caricia.

Infinidad de mujeres prefieren masturbarse en esta posición, porque mientras se frotan el clítoris, los pechos reciben el estímulo del roce contra las sábanas y pueden usar la otra mano para acariciarse el ano, e incluso penetrar con la yema de un dedo suavemente en su interior, ya que esta zona proporciona gran disfrute, al ser muy sensitiva.

✔ **En cuclillas.** Masturbarse en cuclillas es una postura placentera que, además, ofrece opciones de estímulos múltiples al mismo tiempo. Ellas pueden acariciarse los pezones e introducir suavemente un dedo de la otra mano en la vagina, al principio, para que luego, cuando la vulva esté bien húmeda, excitar el clítoris con la máxima intensidad. Pero el placer puede ser incluso triple, si lo que se introduce en la vagina es un juguete erótico, convenientemente untado en una sustancia lubricante; de esta forma se estará erotizando las paredes frontales de la vagina y estimulando el punto G, a la vez que el dedo se centra desde el inicio en el clítoris. También se disfruta mucho la masturbación poniéndose de rodillas en el suelo, con el torso erguido y apoyado en el borde de una cama o pegado al respaldo de un sofá.

La única precaución que conviene tener en cuenta en este caso es que las rodillas descansen sobre un cojín o una superficie blanda para que no se dañen.

Cuerpo contra cuerpo

La masturbación generalmente es algo solitario, pero ello no significa que siempre deba ser así. Piensa que para los hombres ver a una mujer autoerotizándose es una de las fantasías más excitantes; les gustaría incluso espiarlas, sin que se advierta su presencia. Y para ellas es también un motivo de intensa curiosidad, porque las intriga y querrían verlos para después probar las mismas caricias, pero siendo sus manos las que den placer al cuerpo varonil.

Si un hombre y una mujer deciden masturbarse juntos y frente a frente pueden vivir esos deseos en la realidad. Se sitúan de pie o sentados, mirándose, y comienzan a recorrer sus cuerpos, deteniéndose en los puntos que más los erotizan, desde la cabeza hasta los pies. Llegado este momento, en que el deseo de uno se transmite al otro, en una ida y vuelta de suma intensidad, la opción es que sigan autoestimulándose a la vez hasta llegar al clímax. En este caso, la clave es el roce entre los cuerpos y los genitales. Es muy sensual que los amantes se acuesten uno encima del otro, usando sus manos no para acariciarse o estimularse, sino para impulsar los cuerpos hacia arriba y hacia abajo rítmicamente. Así, la fricción de los genitales entre sí es la que lleva al orgasmo.

Más que un juego

Que los amantes se autoeroticen en presencia de la pareja o se masturben uno a otro no es sólo un juego preliminar previo al coito, sino una práctica sexual que genera en ambos un intenso disfrute y la que, sin duda, más aporta a que se conozcan mutuamente las especiales percepciones eróticas de cada cual.

Las diferencias entre la sexualidad femenina y masculina influyen en la forma en que hombres y mujeres prefieren ser masturbados. La brusquedad o velocidad intensa, que por lo general prefiere él, a ella puede llegar a veces a causarle dolor o a insensibilizarla si no está lo suficientemente lubricada. En ambos casos, el clima de confianza, el grado de intimidad al que se llega es un punto culminante que marca un antes y un después en las relaciones sexuales.

La relajación conjunta y otros trucos eróticos

Aunque en esto del sexo no hay recetas universales, sí puede hablarse de ciertos trucos que ayudan a estimular la imaginación. Uno de ellos es el de preparar la piel y los sentidos antes de que la pareja se masturbe junta. Hacerlo así aumenta el disfrute que sentirán inmediatamente después y es la antesala que crea el clima sensual apropiado. Para ello, toma un relajante baño caliente de agua perfumada con esencias estimulantes: pachulí, sándalo o cualquier otro aroma que prefieras, y comienza allí mismo los roces eróticos. Después de secarse el uno al otro, friccionando sensualmente distintos puntos del cuerpo, se sitúan como lo deseen y sólo necesitan echar a volar su imaginación para brindarse y brindar placer, con las puertas de la percepción más abiertas que nunca.

Otros trucos que pueden servirte de inspiración son:

✔ Un estímulo muy sensual es introducirse un dedo en la boca y una vez mojado con la propia saliva, llevarlo a los genitales y humedecerlos.

✔ Hay personas que se masturban frente al espejo, porque les resulta muy excitante. Además, el espejo es recomendable para observar el propio cuerpo y sus reacciones, así como para conocer qué estímulos visuales recibirá la pareja mientras mira.

✔ Una zona especialmente erógena tanto para el hombre como la mujer es la que va desde la base del escroto hasta el orificio anal, por donde discurre el perineo, una zona muy erógena. Si a la vez que se estimula el pene o el clítoris se acaricia el perineo, la sensación orgásmica se potencia elevando las percepciones.

Fantasías estimulantes

Las fantasías son excelentes aliadas a la hora de masturbarse. Pueden tener como protagonistas a una persona conocida que resulta atractiva, al personaje de moda en el deporte o el cine e incluso a alguien completamente desconocido que se presentó en un sueño y agitó el deseo sexual, hasta tal punto que lleva a autoestimularse imaginándolo.

También puede ocurrir que en el momento de masturbarse se desate la imaginación y las fantasías comiencen a pasar por la mente como una película y eso intensifique el placer y acelere el orgasmo. A veces, las fantasías son algo que se desearía llevar a la realidad, pero se teme que en ese terreno no sean tan vívidas y gratificantes, y se estropee ese singular "motor" que se pone en marcha cuando la estimulación es a solas.

¡Que no falte la imaginación!

Si en todos los órdenes de la vida es importante, en el universo erótico es fundamental dar rienda suelta a la imaginación: la mejor forma de incentivar la creatividad y la libertad personal.

A mayor fantasía, más riqueza sexual y menos rutina y conformismo. Fantasear lleva más allá de los límites establecidos, tanto cuando las imágenes nacen en la mente como cuando se describen a otros o se oye cómo ellos las transmiten; y, en caso de concretar algunas de las escenas del ensoñado mundo interior, se abren los sentidos a disfrutes desconocidos.

Él o ella son los dueños absolutos y los protagonistas privilegiados de sus fantasías; en ese territorio, nada puede salir mal ni ser frustrante, nadie ejerce censura y se puede ir cambiando todo el guión o el final simplemente, para que sea cada vez más feliz o tan sensual, misterioso y salvaje como se decida.

La creatividad femenina

Por lo general, cuando se están masturbando, las mujeres fantasean con alguien que conocen y les atrae, imaginando que los estímulos que ellas mismas se están brindando proceden de esa persona: puede ser un antiguo novio, la pareja o un compañero de trabajo con el que hay cierta tensión erótica no manifestada abiertamente.

Sin embargo, a veces se trata de un completo desconocido y, en ese caso, este personaje inventado es ideal para lo que se vive como una transgresión de lo habitual, como puede ser el sexo con tintes sadomasoquistas, los intercambios sensuales en el autobús o en un portal, siendo ella o el personaje imaginario quien lo impone; durante estas fantasías es común verse atada, con los ojos cubiertos... En definitiva, situaciones similares donde incluso puede haber violencia.

El autoerotismo con la imaginación encendida lleva a intensificar el deseo ideando también otros escenarios y circunstancias inhabituales, como mantener relaciones sexuales con otra mujer, en grupo, espiar a otros o ser espiadas, verse súbitamente desnudas y haciendo el amor en espacios donde pueden ser sorprendidas. Las fantasías son así, totalmente incontrolables, aunque jamás se hagan la realidad.

Las fantasías se pueden compartir

En muchas ocasiones, lo que se imagina es mejor mientras permanece en el terreno de las fantasías que cuando se lleva a la realidad, porque genera desencanto. No hay que preocuparse por eso, ya que bastará con no repetir la experiencia. Asimismo, si una vez se concreta una situación fanteada pierde su poder estimulante a solas, bastará con cambiar la escena; la mente humana es un manantial inagotable de creatividad.

Éste es un asunto muy personal que depende tanto del carácter de cada hombre o mujer, así como de la relación que mantienen, del tiempo que llevan juntos y del grado de confianza alcanzado. Antes de tomar una resolución definitiva debe meditarse con serenidad para no generar conflictos y es preciso tener en cuenta que, si bien compartir las fantasías e incluso proponer a la pareja llevarlas a la realidad puede enriquecer las relaciones y ahuyentar la rutina, no hacerlo no supone deslealtad.

En todo caso hay diversas formas de transmitir las fantasías y el límite será el que imponga la situación y la persona con la que se compartan. Se puede simplemente narrar lo imaginado, como si se tratara de un sueño, y esperar la reacción, para ver si se sigue adelante y se intenta vivirlo juntos. De tal modo que, si se percibe malestar, pueda dejarse en ese punto, sin más.

Otra posibilidad, si se considera que el grado de intimidad y el momento son propicios, es ir desgranando las fantasías en una sesión de masturbación compartida, para excitarse y excitar a la pareja; éste es un estadio indudablemente más avanzado que el anterior.

Por último, la propuesta más desinhibida es "poner en escena" con los protagonistas reales de la pareja lo que anteriormente se ha fanteado estando a solas.

La imaginación masculina

Para los hombres, el universo femenino y su sexualidad han sido y siguen siendo un misterio que despierta su morbo, por eso suele ser el motivo principal de sus fantasías

Cuando él se masturba puede imaginar a su pareja con otros hombres a los que desconoce y eso lo excita muchísimo. Si se trata de una mujer deseada, pero que no está a su alcance o a quien no conoce personalmente, es frecuente que fantasee con mantener con ella sexo oral o que pueda penetrarla analmente; eso también ocurre cuando con su relación habitual todavía no han llegado a esas prácticas, ya sea porque no han alcanzado un grado de mucha intimidad y confianza, por pudor o por dudas de ella. El hombre también idealiza escenas sobre el intercambio de los roles tradicionales: él está inerme a su merced, y ella "manda". Otras fantasías corrientes son el sexo con dos chicas o ser testigos mientras su amante mantiene relaciones sexuales con otra mujer.

Cuando el sexo con la pareja se vuelve previsible o rutinario, algunos hombres suelen huir de la situación, fantaseando con otras mujeres, a la vez que están manteniendo relaciones sexuales con su pareja.

Capítulo 12

Métodos anticonceptivos

Cuanto más atrás en la historia nos remontemos, más rudimentarios han sido, pero lo cierto es que los seres humanos siempre han utilizado formas para impedir la concepción y también, aunque mucho más tarde, el contagio de enfermedades infecciosas. En ese aspecto, el preservativo es el que tuvo un uso más extendido y de mayor efectividad hasta que, a mediados del pasado siglo, los laboratorios crearon y lanzaron al mercado los anticonceptivos hormonales.

Hoy en día, las parejas suelen planificar el momento en que desean tener hijos dependiendo sobre todo de la vida profesional de la mujer, por lo que los métodos anticonceptivos han contribuido a su independencia. Es decir que ellas pueden tener una vida sexual plena sin quedarse embarazadas en un momento no deseado.

Por lo demás, hombres y mujeres tienen una amplia oferta para escoger qué tipo de anticonceptivos son los adecuados y algunos de los métodos actúan como eficaces barreras para evitar el contagio de enfermedades de transmisión sexual.

Tipos de anticonceptivos

A la hora de hablar de anticonceptivos hay que distinguir distintos tipos. Una clasificación posible sería ésta:

✔ Anticonceptivos naturales.

✔ Anticonceptivos hormonales.

✔ Métodos de barrera.

✔ Intervenciones quirúrgicas.

A continuación, te los presento uno a uno. Y empezaré por los llamados naturales. Tras su lectura, tú misma y tú mismo, y a tenor de vuestra experiencia, valoraréis qué es lo que mejor se adapta a vuestros deseos.

Anticonceptivos naturales

Estos métodos son muy antiguos y conocidos. Suelen adoptarlos aquellos que no pueden o no desean recurrir a productos químicos, por diversos motivos que van desde la salud hasta determinadas ideas, o por pertenecer a credos religiosos que desaconsejan o prohíben otro tipo de contracepción.

Los más extendidos son:

✔ **El de ritmo.** También llamado de calendario o de Ogino Knauss, utiliza como referencia el primer día de cada menstruación y va sumando los días posteriores hasta el anterior al inicio de la siguiente; y realiza un cálculo del momento en que la mujer ovula; se trata de restar dieciocho días al ciclo más corto y once, al más largo. Si los ciclos menstruales son de veinticinco y treinta días respectivamente, hay posibilidades de embarazo en caso de tener relaciones sexuales entre los días siete y diecinueve.

✔ **El de Billings o de secreción de mucosa cervical.** En este caso, el período de ovulación se determina según sea el tipo de mucosa que segrega el cuello uterino, porque ésta se modifica en períodos fértiles, y eso se nota en la humedad de la vagina.

Ambos métodos funcionan sobre la misma premisa: la determinación del momento del ciclo menstrual en que la mujer tiene mayor o menor fertilidad o no puede concebir. Durante el período de ovulación, la temperatura corporal aumenta. La mujer debe ponerse el termómetro diariamente durante el ciclo menstrual y, cuando la temperatura sube, está en su máximo punto de fertilidad. Por el contrario, si su cuerpo registra una temperatura normal, desciende el riesgo de embarazo.

En todo caso, es importante tener en cuenta que los métodos anticonceptivos naturales no son demasiado seguros. Por ello, es frecuente que al utilizarlos se produzcan embarazos no deseados; otro de sus riesgos es que no evitan el contagio de las enfermedades de transmisión sexual.

¿Y la marcha atrás?

Hay quienes también consideran como anticoncepción natural lo que coloquialmente se llama "marcha atrás"; es decir, que cuando el hombre siente que está a punto de eyacular retira el pene de la vagina. Sin embargo, este sistema es muy poco fiable, ya que incluso las escasas gotas de líquido preseminal que humedecen la punta del glande durante la excitación contienen espermatozoides que pueden penetrar en el conducto vaginal, alcanzar algún óvulo y fertilizarlo.

Anticoncepción hormonal

Como su nombre indica, este grupo de anticonceptivos actúan por su contenido hormonal, cuyo efecto es evitar la ovulación; de ahí que también se denominen anovulatorios. De modo que si los ovarios no producen óvulos, los espermatozoides no pueden fertilizarlos y, como es lógico, no es posible el embarazo, razón por la cual se trata de un sistema muy fiable.

Dos son las hormonas que intervienen en este proceso (si quieres repasar todo lo referido a las hormonas, vuelve al capítulo 5):

✔ Los estrógenos.

✔ La progesterona.

Lo normal es que se presenten combinados, aunque actualmente también es posible conseguir la minipíldora, que contiene solamente una de ellas.

Estos métodos anticonceptivos son reversibles y el nivel normal de fertilidad de las mujeres se restituye completamente en cuanto se interrumpe.

La píldora

Tanto la píldora de hormonas combinadas, que es la más conocida y utilizada, como la minipíldora tienen un 99 % de eficacia. La que contiene dos hormonas se toma diariamente, a la misma hora, durante veintiún o veintidós días, según las indicaciones; luego hay unos días de descanso, y se retoma la pauta de ingesta.

El estrógeno y la progesterona sintéticos actúan haciendo que la glándula hipófisis deje de ordenar a los ovarios que produzcan dichas hormonas naturalmente, lo que provoca que no haya ovulación.

La píldora poscoital

Esta forma de evitar embarazos no debe confundirse con un método anticonceptivo, porque no lo es, y, además, si esta píldora se toma con demasiada frecuencia puede provocar trastornos hormonales e incluso interrumpir el ciclo menstrual.

Sólo debe utilizarse excepcionalmente, en caso de haber tenido relaciones sexuales sin protección, cuando haya fallado otro método anticonceptivo o si la mujer ha sido violada. Es eficaz si la ingesta se realiza en un plazo de setenta y dos horas después del coito. A esta píldora se la denomina también *anticonceptivo hormonal de emergencia*.

Algunos estudios recientes muestran que tiene un 95 % de efectividad si se toma dentro de las primeras veinticuatro horas después del coito, un 85 % entre veinticinco y cuarenta y ocho horas, y un 58 % entre cuarenta y nueve y setenta y dos horas. Debes tener en cuenta que esta píldora puede provocarte náuseas. Si no te encuentras bien dos horas después de haberla tomado, quizá no resulte efectiva.

La píldora poscoital se puede conseguir en instituciones sanitarias, clínicas de planificación familiar y otros centros relacionados con la salud sexual; en todos esos sitios te la entregarán gratuitamente. También te la venden en las farmacias de algunos países, si tienes más de dieciséis años.

Es muy importante que no olvides tomar ni una sola píldora, ya que si eso sucede el método no resulta fiable.

El porcentaje de eficacia puede disminuir si se toman antibióticos por la interacción de éstos con los principios anticonceptivos. Si es tu caso, consulta con el especialista; es posible que te recomiende que, para prevenir y asegurar que no te quedes embarazada, utilices preservativo hasta que acabes el tratamiento antibiótico.

En el caso de la minipíldora o píldora sin estrógenos, se toma durante veintiocho días, sin que haya período de descanso. Es la más indicada para mujeres mayores de treinta y cinco años que fuman, y también para aquellas que sufren migrañas. Puede tomarse aunque se esté amamantando.

La inyección

Una alternativa a las píldoras y para evitar la inquietud de estar pendientes de si se toman o se produce algún olvido, es la inyección hormonal. Su efecto es el mismo que el de las píldoras diarias, pero la frecuencia de las inyecciones es de cuatro, ocho o doce semanas y se inyectan en las nalgas o en la parte superior del brazo.

La primera inyección de doce semanas debe administrarse durante los cinco primeros días del período menstrual, para tener la certeza de que la mujer no está embarazada.

Si se inyecta después de un parto, puede ponerse hasta cinco días después en caso de que la madre no amamante, o después de seis semanas de nacido el niño, si decide darle de mamar.

Este método tiene la enorme ventaja de su alto nivel de protección y de la tranquilidad que proporciona durante un período de tres meses, en el que se podrá tener una vida sexual gratificante, sin la preocupación de que se produzca algún olvido.

No obstante, si desde la inyección han pasado más de tres meses, antes de ponerse otra hay que verificar que la mujer no esté embarazada. Una vez que se tenga la seguridad de que no lo está, puede inyectarse, pero durante las dos semanas siguientes deben usarse otros medios de anticoncepción a la vez, por ejemplo, preservativos.

Uno de los efectos colaterales de la inyección hormonal es que puede haber una alteración en los períodos menstruales o irregularidad en el sangrado, lo que en ocasiones se prolonga hasta meses después de haber dejado de utilizar este método.

Transcurrido un año, aproximadamente, sin usar como anticonceptivo la inyección hormonal, la mujer vuelve a tener su grado normal de fertilidad.

Los principios activos de ciertos medicamentos pueden interferir con el efecto de la inyección anticonceptiva de tres meses de protección. Es importante que informes a tu médico de si sigues algún tratamiento o si tomas alguna medicina habitualmente, incluyendo las que se venden sin receta.

Anillo y parche hormonal

El anillo hormonal tiene en torno a un 99.7 % de eficacia y protege durante un mes. Se trata de un aro de plástico flexible, suave y transparente, con un diámetro de aproximadamente 5 centímetros, que se coloca en la vagina durante los cinco primeros días del ciclo menstrual; se deja puesto durante tres semanas, al cabo de las cuales se retira. El anillo libera estrógeno y progestina gradualmente, hormonas que impiden la ovulación y, por lo tanto, la fecundación de óvulos.

Su eficacia comienza después de siete días y, para reducir el riesgo de embarazo y de infecciones de transmisión sexual, sobre todo en la primera semana, es preciso combinarlo con el uso de preservativos o espermicidas.

De esta forma, tus reglas son regulares y en la fecha esperada. Es un método cómodo y seguro; usándolo, puedes disfrutar de las relaciones sexuales, sin preocupaciones, y sin depender de la toma diaria de anticonceptivos orales, con riesgo de olvidar alguna píldora.

El parche hormonal tiene unos 20 milímetros cuadrados de superficie, es de color beige y se aplica sobre la piel limpia, seca y sin vello, una vez por semana.

Es eficaz en un 99 % de los casos; contiene una dosis hormonal muy baja porque el organismo la absorbe enviándola directamente a la sangre.

El implante

Otro de los métodos hormonales con un 99 % de eficacia es el implante anticonceptivo. Se trata de una pequeña varilla de plástico flexible, de unos 4 centímetros de longitud y 2 milímetros de diámetro, que se coloca bajo la piel del brazo femenino. Contiene una hormona sintética de progestágeno, que se va liberando lentamente, y el torrente sanguíneo la traslada al resto del organismo; su acción es prolongada, ya que tiene una vida eficaz de tres años y, en algunos casos, de hasta cinco.

Su efecto anticonceptivo es inmediato después de implantada la varilla, si se hace entre el primer y el quinto día del ciclo menstrual. En caso de colocarse en cualquier otro momento, es necesario protegerse durante los siguientes siete días usando preservativos.

El implante anticonceptivo debe colocarlo un profesional sanitario. Su eficacia habitualmente es de tres años; no obstante, si la mujer tiene sobrepeso, el ginecólogo quizá considere adecuado reemplazarlo antes de cumplido ese período.

Puede implantarse en seguida si se ha tenido un aborto; pero después de un parto o si se da de mamar, debe esperarse por lo menos cuatro semanas. Este método no está contraindicado durante la lactancia.

Si se están ingiriendo ciertos fármacos, incluidos los que contienen plantas medicinales, su efectividad puede disminuir así como también puede reducirse la acción de otros medicamentos.

Una vez extraído el implante, la mujer vuelve a tener sus niveles normales de fertilidad.

Detalles que te conviene saber si eres mujer

Para decidir cuál es el mejor anticonceptivo hormonal para ti conviene que consultes con un ginecólogo, ya que al igual que otras sustancias químicas, en ocasiones, pueden aparecer efectos secundarios, como dolores de cabeza, náuseas, modificación del ciclo menstrual o molestias e hinchazón en los pechos.

También es posible que se produzcan interacciones entre alguna medicación que estés tomando y estos anticonceptivos, por lo que debes informar a tu médico de cualquier trata-

miento que sigas, para que no haya efectos desagradables o pierdan su eficacia tanto el anticonceptivo como el fármaco.

No olvides valorar asimismo que si bien los anticonceptivos hormonales son muy seguros para evitar embarazos, no te protegen de enfermedades cuyo contagio sea por vía sexual.

No es conveniente usar este método de contracepción si estás dando de mamar.

Métodos de barrera

Si eso de tomar hormonas no te va y tampoco te fías de los métodos llamados naturales, no debes desesperar por ello. La solución más usual entonces es recurrir a los métodos de barrera. Como su propio nombre indica, éstos consisten en poner un obstáculo entre el semen y el óvulo que resulte insalvable e impida así la concepción.

El condón, el rey entre los hombres

De entre los métodos anticonceptivos más conocidos, el *condón*, profiláctico o preservativo, es el más habitual. También es uno de los más seguros para evitar embarazos no deseados, además de actuar como eficaz barrera para impedir el contagio de enfermedades de transmisión sexual.

El mercado ofrece en la actualidad una gran variedad de modelos de preservativos, a los que además de sus habituales características de seguridad y comodidad se les han añadido alicientes como colores, aromas, sabores y curiosos formatos que despiertan la creatividad erótica y enriquecen el universo sensual.

Existen diseños con los cuales los amantes pueden excitarse mutuamente por su tipo de textura singular, tanto interior como exterior; otros incorporan anillas internamente que, con el movimiento, se contraen y distienden, lo que estimula el pene y favorece erecciones más intensas y firmes.

Los materiales que se emplean en su fabricación también se han actualizado mucho: los hay tan finos que se confunden con la piel natural, o con texturas rugosas, relieves y estrías, que erotizan la vagina y el clítoris durante el coito. Incluso considerando que determinadas personas son alérgicas al látex, se elaboran ciertos modelos con materias alternativas a este componente tradicional.

Los condones se ofrecen en tamaños variables para adaptarse a la anatomía de cada hombre:

✔ Los más pequeños son de unos 17.5 centímetros de longitud por 5.1 de anchura,

✔ Los de mayores dimensiones, cuya parte superior es más amplia, miden entre 18.3 y 20 centímetros de longitud y entre 5.4 y 5.6 de anchura, aproximadamente.

Algunos se adaptan a la forma del pene, de modo que se ensanchan en la zona del glande, se estrechan por debajo de la corona del glande y vuelven a ampliarse en la zona que recubre el tronco. (En el capítulo 7 puedes repasar todo lo referido a esta parte de la anatomía masculina.)

Por supuesto que la eficacia de los preservativos es menor si el material está deteriorado, caducado, se ponen incorrectamente o se desgarran, lo que puede ocurrir por roces de las uñas sin recortar, si entran en contacto con un *piercing* y otros diversos motivos accidentales.

El contagio de enfermedades de transmisión sexual (ETS) o de micosis no se produce únicamente durante la penetración en la vagina o el ano, sino también con la práctica de sexo oral. Para evitarlo, es aconsejable el uso de cuadrantes de látex muy fino, que se utilizan al hacer un cunnilingus, o cuando se excita oralmente la zona anal. Las sensaciones son las mismas que cuando el contacto con la piel es directo, por estar hechos de un material muy fino.

El preservativo femenino

Este método, también conocido como *condón femenino* o *condón vaginal*, pertenece al grupo de los anticonceptivos de barrera y es una alternativa eficaz del preservativo masculino. Es una fina funda transparente prelubricada que no contiene espermicidas; por la humedad y la temperatura de las paredes vaginales, se ajusta y adhiere cómodamente sin producir molestias, y se puede llevar puesto hasta ocho horas.

Se compone de dos anillos:

✔ Uno interior y cerrado, para colocarlo fácilmente dentro de la vagina.

✔ Otro de mayor diámetro, abierto y más flexible, que una vez puesto cubre los labios y el clítoris, lo que impide que el condón se deslice demasiado en el interior del conducto vaginal y pierda la posición adecuada para cumplir su función anticonceptiva.

El anillo externo y una pequeña parte del condón femenino que queda fuera evitan que la base del pene y los testículos entren en contacto con la vulva y otras zonas del área genital femenina, para impedir el contagio del virus del papiloma humano, el VIH y otras ETS.

Su efectividad se calcula entre un 88 % y un 98 % si están bien colocados.

Los hay de poliuretano o de nitrilo, de modo que pueden usarlos personas que tienen alergia al látex. Estos materiales además son más resistentes, se rompen menos y se conservan durante mayor período.

No obstante, antes de usar un condón debe verificarse la fecha de caducidad y comprobar que se encuentra en óptimas condiciones. Y, al igual que los preservativos masculinos, no deben usarse más de una vez.

Diafragma y espermicidas

El diafragma es un capuchón cóncavo de caucho flexible y fino, rodeado de un aro más firme y grueso, que se introduce a través del conducto vaginal hasta cubrir el cuello uterino, con el propósito de impedir que óvulos y espermatozoides entren en contacto. Es fiable en un 96 %, siempre que se utilice con un *espermicida*. Este último es un anticonceptivo químico que se presenta como crema y gel. Tiene una doble acción: la sustancia espermicida inmoviliza o destruye los espermatozoides, y la emulsión bloquea la apertura del cérvix. Siempre debe usarse como complemento de otros métodos anticonceptivos, ya que por sí solo es muy poco eficaz.

Para colocarte un diafragma debes consultar con un ginecólogo, ya que los tamaños de útero varían y corresponde al médico determinar el diámetro adecuado. También será el especialista quien te recomiende el espermicida que debes usar y cómo ponerte bien el diafragma, para no correr riesgos de embarazos no deseados o que se mueva durante la cópula, lo que haría que perdiera eficacia.

Óvulos o cápsulas

Los óvulos o cápsulas anticonceptivas contienen un principio químico que inmoviliza a los espermatozoides para que no puedan llegar hasta el óvulo. Generalmente son ovalados, blandos y pequeños; debes introducirlos lo más profundamente que puedas en la vagina, entre diez y quince minutos antes de la penetración y su efectividad oscila entre el 92 y el 96%.

Este anticonceptivo es muy adecuado para mujeres activas sexualmente de todas las edades, a las que no les van bien los métodos hormonales. Sus ventajas son:

✔ Protege durante una hora y debe usarse uno nuevo en cada relación sexual con penetración vaginal.

✔ Actúa también aumentando la lubricación vaginal.

✔ Es un método apropiado para utilizar durante la lactancia.

✔ Te los puedes colocar cuando quieras, antes de la penetración.

Aunque sólo en casos aislados, es posible que provoque irritaciones o alergias; si eso sucede, no deben seguir usándose y es preciso consultar con el ginecólogo para que recomiende otro método anticonceptivo. Además, si eres propensa a tener cistitis puedes tener problemas con el uso de las cápsulas.

Esponja espermicida

Otro sistema que se utiliza exclusivamente en el momento de tener relaciones sexuales con penetración vaginal es la esponja impregnada en espermicida; si se coloca a un nivel muy profundo de la vagina su acción bloquea la entrada de los espermatozoides al cuello uterino, lo que impide la fecundación del óvulo.

Aunque tiene una eficacia comprobada de hasta un 92%, ésta puede disminuir, ya que, según la inclinación del conducto vaginal, colocarla correctamente no siempre es sencillo y puede llevar un tiempo aprender a hacerlo.

Además, algunas mujeres tienen ciertos problemas al usar este método anticonceptivo, como, por ejemplo, la aparición de cistitis o irritaciones en las paredes vaginales.

Dispositivo intrauterino (DIU)

Se llama DIU a un dispositivo intrauterino flexible de plástico y metal (plata o cobre), que se coloca en el útero. Es una estructura pequeña en forma de T, blanda y flexible, que mide unos 3 centímetros de longitud y 3 de ancho; cuenta con dos hilos, que van desde la parte inferior de la estructura en T hasta la parte superior de la vagina y sirven para retirarlo.

Los modelos y tamaños son muy variados; existe incluso una versión que contiene una hormona sintética llamada levonorgestrel. En este caso, para alojar esta sustancia, junto al brazo vertical del DIU hay un pequeño depósito de forma cilíndrica. Este depósito libera diariamente una dosis muy baja de la hormona en el útero, donde ejerce su efecto anticonceptivo.

La acción del DIU, sin el acoplamiento hormonal, altera el funcionamiento de las trompas de Falopio (en el capítulo 8 puedes repasar la información sobre ellas), modificando la mucosa de la zona al aumentar la secreción de flujo, de manera que dificulta el ascenso de los espermatozoides y evita que el óvulo, si ha sido fecundado, se implante.

La inserción la debe realizar el ginecólogo, su eficacia es de un 98 % y puede durar entre dos y cinco años.

El DIU tradicional no tiene contraindicaciones y el que lleva incorporado el dispositivo hormonal no es apto para mujeres fumadoras, mayores de treinta y cinco años, o en caso de padecer problemas cardiovasculares, circulatorios, de coagulación o hepáticos. Los niveles de fertilidad vuelven a ser normales cuando deja de usarse y no interfiere con la lactancia. Entre sus ventajas destaca que no hay lugar a olvidos y que la mujer está siempre preparada para el coito sin riesgo de embarazo.

Este sistema intrauterino se puede poner a los siete días contando desde el inicio de la regla. También inmediatamente después de un aborto, siempre y cuando la mujer no esté sufriendo una infección. Pero después de un parto hay que esperar a que el útero recupere su tamaño normal, y nunca colocarlo antes de las seis semanas posteriores.

Los métodos quirúrgicos

Tanto hombres como mujeres pueden someterse a métodos quirúrgicos de anticoncepción; no obstante, sólo son recomendables si hubiera riesgo para la salud femenina en caso de embarazo, o cuando se ha meditado y tomado la firme decisión de no tener más hijos.

El motivo es que una vez practicada la operación, es muy difícil revertirla. Es más sencillo si se trata de una vasectomía que si se ha realizado una ligadura de trompas.

En la actualidad, es posible conservar óvulos y semen, por si más adelante se desea procrear y la esterilización es irreversible. De esa manera, se puede intentar la reproducción in vitro.

He aquí los dos métodos quirúrgicos más usuales:

✔ **La vasectomía.** Consiste en extirpar una parte de los conductos deferentes por donde circulan los espermatozoides que, al eyacular, pueden fertilizar los óvulos; de modo que al no permitir que se conecten, no hay posibilidad de fecundación. Se trata de una operación sencilla que se practica con anestesia local. Una vez hecha, es posible que hayan quedado espermatozoides no eyaculados aún en la uretra o en sus conductos. Por dicha razón, durante dos meses la pareja deberá usar otros anticonceptivos hasta que el médico indique que ya no se necesitan.

✔ **La ligadura de trompas.** Éstas se cortan o cauterizan para que los óvulos queden aislados y fertilizarlos resulte imposible. Durante la ovulación, al no hallar los óvulos su salida natural, el cuerpo los reabsorbe.

Ninguna de las dos intervenciones tiene efectos colaterales y no se ven alterados el deseo, la capacidad de erección o la potencia sexual en el caso de ellos, ni el ciclo hormonal y menstrual, como tampoco el deseo sexual, en el caso de ellas.

Según diversos estudios de opinión, la mayoría de las parejas que optan por estos métodos manifiestan sentirse mucho más libres al no temer los embarazos, por lo que se incrementa su goce sexual.

Parte IV
El escenario del juego sexual

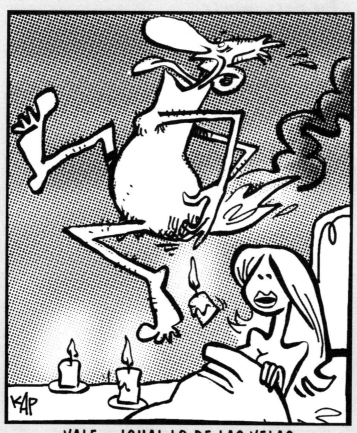

—VALE... IGUAL LO DE LAS VELAS
NO ERA TAN BUENA IDEA...

En esta parte...

Y llega ya el momento que tanto estabas esperando de pasar a la acción. Todo lo que te he enseñado en los capítulos precedentes halla su expresión práctica en los que conforman el contenido de esta parte. Lo primero, sin embargo, es crear un ambiente propicio para que el acto sexual sea una experiencia plena a todos los niveles y no un simple intercambio físico. Entran en juego aquí los sentidos, las caricias, los masajes y los juegos preliminares, es decir, todo lo que de sensual tiene el sexo y hace de los amantes un mismo cuerpo. Para alcanzar el éxtasis erótico, incluyo un capítulo dedicado al sexo oral y otro con una selección de posturas que espero que te descubran aspectos de goce nuevos y eviten que tú y tu pareja caigáis en esa rutina que tanto daño hace a una relación.

Capítulo 13

Un entorno perfecto

Cuando una pareja se encuentra para hacer el amor es evidente que existen un deseo y una energía previos que los hacen sentir predispuestos y atraídos el uno por el otro. Sin embargo, en ocasiones, los amantes llegan a su cita cansados o con alguna tensión producto del estrés del día a día y resulta positivo crear un entorno especialmente erótico a través de estímulos externos.

Del mismo modo que cierto tipo de ropa interior o perfumarse el cuerpo con un aroma sugerente induce a la sensualidad, también es posible vestir y aromatizar el medio donde tendrá lugar la sesión amorosa e iluminarlo para crear un efecto sugerente.

La luz indirecta y tenue es muy eficaz y si en la semipenumbra se encienden velas aromáticas o incienso, se estimulan la vista —a través de los cuerpos que se visualizan en un juego de luces y sombras— y el agudo sentido del olfato adquiere un papel decisivo al percibir el perfume del entorno, lo que genera reacciones sensoriales y provoca la respuesta sexual.

El ambiente cuenta, y mucho

Un buen punto de partida del encuentro sexual es conseguir que el espacio sea estimulante. Se trata de convocar la sensualidad, para que ésta sea protagonista en todo momento. Por supuesto que, de acuerdo con las preferencias y la sensibilidad de los amantes, los juegos preliminares se desarrollarán en ambientes que respondan a los gustos que estimulen a la pareja.

Dentro del juego de insinuaciones provocativas, compuesto por diversos detalles, es posible citar algunos especialmente eficaces:

- ✔ Una cena o comida para dos en un ambiente íntimo.
- ✔ Oír una suave melodía y bailar al compás de ella si eso apetece.
- ✔ Intercambiar besos apasionados hasta perder la noción del tiempo.
- ✔ Tomar un voluptuoso baño compartido.

Son sólo algunas de las muchas posibilidades que crearán el hechizo que luego acercará a los amantes al disfrute. Pero no debes quedarte ahí, sino que debéis explorar todas las posibilidades que dan los diferentes sentidos, experimentar, pues, con la luz, los olores y los sonidos. (Sobre la importancia del juego de los sentidos, puedes repasar el capítulo 6.)

Destellos de luz y color

Con su poder envolvente, la luz tiene siempre un efecto incitante, aunque no hay más reglas que las que deseen imponer los protagonistas:

- ✔ Iluminar de manera intensa o velada.
- ✔ Penumbra total.
- ✔ Luz tenue que emane de algunas velas aromáticas que enciendan los sentidos.
- ✔ Alumbrar el ambiente como se desee.

El color predominante en la habitación, la textura de los tapizados o de las sábanas, las alfombras, las cortinas, todo influye sobre los sentidos en la escena del placer. Sin embargo, conviene que, en la medida de lo posible, la preparación del entorno sea acorde con los gustos de la pareja; de lo contrario, el resultado podría llegar a ser contraproducente.

Efectos que llaman a la sensualidad

Las terapias vibracionales trabajan con la luz, los colores y los aromas, y se basan en el efecto que generan estos elementos en el equilibrio psicofísico de las personas. Ciertos tonos y esencias, así como determinadas intensidades de luz, inducen sinergias que propician la sensualidad. De modo que el simple gesto de encender en el lugar donde se encuentren los amantes coloridas velas, aromatizadas además con perfumes de propiedades afrodisíacas, crea un ambiente especial, que invita a dejar en libertad el instinto natural.

Las distintas frecuencias de las vibraciones actúan directamente sobre las emociones, estimulando y potenciando los campos energéticos del organismo, lo que se traduce en reacciones físicas precisas. Es decir, que si escoges velas de color verde y con perfume a lavanda, obtendrás un ambiente sereno y relajante y reacciones físicas del mismo tipo, mientras que si prefieres la gama de los rojos y aromas penetrantes como el pachulí, estarás propiciando la pasión erótica.

Está absolutamente comprobado que el sentido del olfato recibe el efecto afrodisíaco que emiten ciertos perfumes, ya sea de plantas naturales o después de haber sido creados y procesados químicamente, lo que provoca percepciones sensuales directas.

Velas e incienso

Iluminarse únicamente con luz de velas le da al ambiente una cualidad singular, desdibujando las aristas de los objetos y las siluetas; así, los ojos perciben el cuerpo de la pareja como si ésta estuviera envuelta en un halo mágico.

En el mercado es posible hallar velas de diversos formatos que ya están perfumadas con esencias afrodisíacas. Pero, si lo prefieres, conseguirás el mismo resultado si untas cualquier tipo de vela, sin olor, con aceites esenciales aromáticos, de los que hay una inmensa variedad. Una vez que hayas enriquecido así las velas, sólo hace falta que las enciendas, para que al calor de la llama se libere el aroma de las propiedades que has escogido.

Efectos similares se consiguen perfumando el ambiente con incienso, en forma de varillas, conos, polvo u otras presentaciones y aromatizado con una gama inmensa de fragancias. Hay algunos que son ideales para generar una atmósfera sensual:

✔ El de vainilla, que aviva el deseo masculino.

✔ El de jazmín, cuyos efluvios erotizan a las mujeres.

Las personas de ambos sexos son muy sensibles a los aromas del pachulí o el sándalo, que crean un ambiente fascinante.

Cálidas travesuras en el cuerpo

El cuerpo humano tiene una temperatura natural, de manera que la piel, sometida al calor, experimenta incitantes reacciones, sobre todo en ciertos puntos de especial sensibilidad. Algunos de ellos son el cuello, la espalda, el vientre o el ombligo; y, sobre todo, los pezones, que tienen un nivel tan alto de reacción que, al notar el calor, registran sensaciones que se desplazan hacia el cuerpo entero.

El juego es sencillo y consiste en dejar caer gotas de cera de una vela encendida sobre un punto preciso; debes hacerlo desde cierta distancia para no quemar la piel, pero el calor debe llegar al cuerpo desnudo del amante. Con las gotas puedes dibujar tatuajes efímeros, arabescos, figuras, o todo aquello que en ese momento desees.

Hay velas que se elaboran con distintos tipos de ceras y no todas funden a la misma temperatura. Es importante que tengas esto presente y saber con certeza el tipo de vela que vas a usar en tus juegos, para no correr el riesgo de provocar quemaduras.

Las velas de parafina, aunque resultan muy accesibles por su precio bajo, suelen generar lesiones. Son mejores las de cera, que funden muy despacio.

No obstante, para tener total seguridad, es conveniente que te informes acerca de las características de las velas que compres y que lo hagas en una tienda especializada.

El oído se deja mimar

El erotismo tiene su propia voz, como bien saben los amantes. Los susurros, gemidos e incluso los gritos que, al sentirse excitados, surgen de las gargantas cuando se intercambian estímulos o durante el coito, son extraordinariamente erógenos, ya que potencian las sensaciones, al oír los sonidos que expresa el goce que está sintiendo la pareja.

Pero, además, la música y, sobre todo, ciertos temas musicales según las preferencias personales "crean ambiente". Y aunque su destinatario directo es el sentido del oído, se trasladan al resto del cuerpo, y generan un claro eco emocional y sensual.

Es frecuente que se diga que una melodía conmueve, estremece, alegra o excita. Asimismo, muchas parejas tienen afición por algún tema musical que consideran "propio", porque evoca momentos compartidos y, cuando vuelven a oírlo, retornan los sentimientos originales percibidos la primera vez que lo escucharon, en "aquella" ocasión tan significativa para ellos.

La lencería, vestirse sensualmente

Además del ambiente, en el juego de la sensualidad no conviene menospreciar el encanto de cada uno de los amantes. No sólo de sus cuerpos, sino también de lo que se esconde tras sus ropas, sobre todo tras unas prendas tan evocadoras y sugerentes como las de lencería. Y eso tanto en ella como en él.

Las prendas de ella

La seducción y el juego sensual están muy ligados actualmente a la lencería erótica. La mayoría de las mujeres escoge entre modelos de prendas íntimas que les realcen los senos o los dejen en parte al descubierto, confeccionados con telas transparentes que permiten entreverlos o de colores que concentran la atención.

Lo mismo ocurre con las braguitas o tangas, que se convierten en una sorpresa provocadora en el momento en que se ven, lo que indica que para la sexualidad ya no hay un paso atrás. Además de los diseños y colores atrayentes, los diversos tejidos y texturas también tienen un importante papel: una suavidad aterciopelada o esa rugosidad que el tacto del amante percibe de forma especial.

Algunas mujeres prefieren un estilo retro para su ropa interior:

✔ Ligueros, *bodies* o batas que retrotraen a otras épocas, que sugieren y prometen, sin desvelar enteramente los posibles escarceos eróticos posteriores.

✔ Volantes, encajes y puntillas más sencillas y románticas, según sean sus propios gustos o fantasías y los de la pareja.

Es tan poderoso el reclamo de la ropa íntima que a veces se mantiene puesta durante toda la sesión erótica, incluyendo el coito, por lo atractiva que resulta. Pensando en ello, hay prendas especialmente ideadas con este fin, que disponen de orificios por donde asoman los pezones para estimularlos, o aperturas que dejan libre el camino hacia la vagina y facilitan la penetración.

La cama también se viste

Además de la ropa interior con la que te vistes para sentirte más seductora, recuerda que también la cama donde mantenéis relaciones sexuales puede vestirse para el amor. Si puedes vestir tu cama con sábanas de raso o seda, sentirás un efecto muy especial en la piel; además, su tejido emite un frufrú muy cálido al oído. La elección del color, incluso cuando las sábanas sean de un tejido más sencillo, es también un capítulo que deberemos considerar: tonos como el rojo, el negro o un morado son inspiradores.

La ropa interior para él

Tradicionalmente, no se prestaba atención a la ropa interior masculina, de la que, en general, se confeccionaban modelos clásicos y en colores suaves. Sin embargo, hace varias décadas, esta tendencia comenzó a cambiar hasta provocar una verdadera revolución. Ellos comenzaron a cuidar la elección de sus prendas íntimas y las mujeres empezaron a fijarse en los calzoncillos de colores brillantes, ceñidos, elásticos o tangas. Como no podía ser de otra manera, pronto esta nueva moda se convirtió en un auténtico punto de inflexión en las relaciones sexuales.

La imagen de él con una ajustada camiseta, marcando los músculos del torso, genera una insoslayable tensión sensual. Los tejidos de los boxers que moldean los muslos y destacan los genitales, o los tangas que dejan ver nalgas deseables, excitan enormemente a muchas mujeres.

Entre la gama de prendas interiores para él hay diseños tan imaginativos como provocadores:

✔ Cremalleras que apetece abrir.

✔ Tejidos luminiscentes que brillan en la oscuridad de una habitación se convierten en un verdadero faro que anima a palpar lo que esconde la prenda.

✔ Estampados que imitan pieles felinas e incluso se perfuman con penetrantes fragancias que resultan irresistibles.

Como puedes ver, no hay límites para la imaginación.

Lencería que está para comérsela

La asociación entre comer y mantener relaciones sexuales es muy frecuente: frases tales como "Te voy a comer a besos" son muy expresivas. Quizá porque el placer que brinda una buena comida y la práctica sensual satisfactoria hace que las personas se sientan igualmente saciadas.

Acaso guiados por estas instintivas percepciones, los fabricantes de lencería han creado ropa interior comestible:

✔ Braguitas o sujetadores hechos con papel de azúcar o gominolas, para ellas.

✔ Slips de cuentas de caramelo, con diferentes sabores y colores para ellos.

Y diversas prendas íntimas de otros "materiales" sabrosos, que suman al disfrute de la vista el del gusto. Estos tejidos tienen la característica de ablandarse al contacto con la humedad y el calor del cuerpo; y al lamerlos reiteradamente ganan en flexibilidad, intensificándose a la vez el gusto que se aprecia en el paladar.

La gastronomía estimula tu sentido del gusto y del olfato. Si lo que comes te satisface, estos sentidos envían señales al cerebro que se traducen en emociones positivas y se conectan directamente al instinto sexual, activando la libido.

En la tradición popular, a ciertos alimentos, especias y bebidas se les reconocen características afrodisíacas: mariscos, chocolate o pimienta son sólo algunos ejemplos de los considerados potenciadores sexuales. Pero la lista no acaba ahí y la variedad es lo suficientemente amplia como para que puedas elaborar recetas sencillas para dos, de enorme poder erógeno.

Capítulo 14

Masajes y caricias

· ·

· ·

Tocarse o tocar a la pareja por el simple placer de hacerlo, notar la reacción y sentir el tacto sensual de la piel, genera sensaciones que perturban y excitan. Pero, sobre todo, supone conocerse y conocer al otro sin que el objetivo sea necesariamente el orgasmo, sino uno más de entre los juegos preliminares. El secreto es que el contacto sea creativo, libre y sin reglas, en el que todo vale y no hay ninguna limitación. La desinhibición que esto conlleva es difícil de comparar con otras formas de conocimiento, porque desvela los puntos más reactivos de cada persona.

El más prestigioso tratado sobre la sexualidad, el Kama-sutra, destaca el decisivo papel que cumplen estos estímulos especiales, para recargar los centros de energía que acrecientan el deseo.

La piel es muy sensible y, a través de roces, fricciones y caricias de todo tipo, los amantes se comunican sus propios deseos y, a la vez, los despiertan (puedes volver al capítulo 6 para repasar lo que allí digo sobre la piel y su estimulación). Los dedos o los labios trasladan su calor, al mismo tiempo que hacen subir la temperatura del lugar que tocan.

Todo es posible

La forma de acariciar es algo individual que cambia de una a otra persona; y lo mismo ocurre con quienes son acariciados. Las caricias pueden ser:

✔ Suaves y veloces.

✔ De las que insisten en un punto para percibir si despiertan distintas sensaciones frotando, rozando, haciendo presión o al golpetear.

✔ Intensas hasta el límite de la violencia.

✔ Apremiantes para recibir respuestas inmediatas.

✔ En forma de pellizcos leves o firmes.

Y muchas más. Pero el universo de las caricias es también tan secreto y amplio como quienes las dan o disfrutan de ellas.

No siempre se brinda el mismo estímulo en cada contacto: la sensualidad y la excitación van dictando si se prefiere tocar con las yemas de los dedos, las palmas, los nudillos o cualquier otra parte del cuerpo. Además, destierra la idea de que las caricias sólo se pueden hacer con la mano u otras partes del cuerpo...

Caricias con pañuelos

La creatividad debería tener siempre un papel preponderante en los juegos amorosos, ella es la guía de un goce siempre renovado que ahuyenta la rutina y renueva la vivencia sensual de encuentro en encuentro.

Si en lugar de usar siempre el contacto piel a piel en la caricia, utilizas un pañuelo de seda o de gasa, se produce un efecto sensorial insospechado.

Un pañuelo sirve para tapar los ojos del amante, mientras se explora imaginativamente su cuerpo, y con la vista velada son sus otros sentidos, como el tacto o el olfato, los que emiten señales al resto del cuerpo. Si ella tiene los ojos tapados, él puede demorarse en lamerle la piel o acariciarla enteramente con el pene guiado por su mano. Por su parte, si quien no ve es el hombre, a ella le es posible sorprenderlo, acercando a los labios masculinos los pechos, la vulva o los dedos de sus pies. Pero también es muy sensual hacer pasar un pañuelo por la piel de la pareja, demorándose al friccionar con suavidad la línea que separa las nalgas, rozando el ano, el perineo y los testículos.

Las caricias hechas con pañuelos les resultan gratas tanto a hombres como a mujeres. Ese roce tan leve en los puntos erógenos o en cualquier otra zona, es excitante y ofrece sensaciones distintas de las que generan las manos o los labios sobre la piel.

Jugar con las temperaturas, toda una experiencia

A las caricias con cualquier parte del cuerpo y en toda su superficie, puede sumarse alternar las temperaturas, lo que resulta tan sensual como novedoso: rozar la boca o ciertos puntos esencialmente erógenos con un cubito de hielo, o cubrir la mano que acaricia con una tela previamente calentada son algunas de las opciones, al igual que probar el intercambio de ambos estímulos, para que se perciba el contraste entre frío y calor.

Pero más que pensar o estudiar de qué manera acaricias, lo que más disfrute ofrecerá a ti y a tu amante es dejarlo todo librado a la imaginación, actuando con total libertad y espontaneidad. Es tanto lo que puede llegar a gozar una pareja dando y recibiendo caricias que algunas alcanzan el orgasmo estimulándose únicamente de esta manera.

El arte de acariciar no distingue géneros

Tanto el cuerpo femenino como el masculino reaccionan al ser acariciados. En el caso de ellos, a la vez que sus músculos se relajan, otros puntos entran en un estado de "alerta", como si intuyeran la proximidad de nuevas caricias. Ella percibirá en cada sitio si el hombre desea un contacto más leve o más intenso y, además, puede alternarlos para despertar nuevas reacciones.

Si eres imaginativa, durante los juegos preliminares a la penetración podrás inventar caricias que sorprendan a tu amante y hallen en su cuerpo un eco inédito, que lo haga estremecerse, a la vez que tú misma disfrutas de la sensación que has provocado.

Si eres hombre, debes saber que la singular y rica sexualidad femenina despierta acompasadamente, a medida que se la estimula. Para ella, los juegos eróticos previos son decisivos, porque incrementan su excitación y generan lubricación vaginal, lo que luego contribuirá a que disfrute más del coito.

Casi todas las mujeres son receptivas al sentirse deseadas, pero si él comienza abrazándola y besándola tiernamente, respetando el ritmo con el que su deseo crece poco a poco, el grado de intimidad y complicidad compartida resulta difícil de superar.

Sorprender con plumas

Las percepciones más estimulantes se despiertan cuando una caricia o un toque casual encuentran un punto que hasta entonces se desconocía. A veces, se inician con la ropa puesta, que poco a poco los amantes se van quitando, o uno de los dos permanece vestido y desnuda al otro, añadiendo un nuevo aliciente que se sumará a las fantasías que genere la situación.

En los tratados orientales sobre erotismo, se considera a las plumas de ave grandes aliadas y, en efecto, así es. Si usas una o varias plumas para dibujar un recorrido sobre la piel, tratando de transmitir a la caricia el deseo que te inspira el cuerpo de tu amante y de percibir cómo cada trozo de piel acariciado va despertando con el roce, hará que disfrutes tanto como la persona que acaricias.

Aunque no hay dos mujeres iguales, la mayoría suele preferir una prolongada sesión de caricias por las partes sensibles de su cuerpo hasta llegar a las zonas que más placer le dan.

Ponte en su lugar

El intercambio de los roles habituales entre amantes aporta un matiz lúdico al erotismo. Es sumamente sensual asumir, aunque sea por un momento o de tanto en tanto, una actitud activa para estimular a la pareja y que ésta se entregue pasivamente al doble goce de la caricia y la situación. Asimismo, la actitud inversa es igualmente grata. No tener que estar pendiente ni adoptar siempre el mismo el papel hace que cada encuentro sexual resulte inesperado.

La ceremonia del beso

Uno de los primeros contactos íntimos entre una pareja es besarse. Si al hacerlo van siguiendo un ritual y lo desarrollan poco a poco, su ansia aumenta a cada instante.

Según el Kama-sutra, besar es un arte en el que participan los sentidos del gusto, el tacto y el olfato, y eso te permite expresar de forma abierta y sincera lo que sientes por otra persona. Los orientales comienzan con besos en los que sólo están en contacto los labios, lo que resulta muy sugestivo, si lo haces lenta y suavemente, aumentando luego, poco a poco, la presión. Después se lame la boca por fuera, antes de introducir la lengua y explorar el interior, recorriendo los lados y el paladar, para que las lenguas finalmente se encuentren y se entrelacen, jueguen y reconozcan su sabor.

A los mordiscos y las succiones intensas se llega naturalmente, en el momento deseado, y es tan incitante que muchas mujeres y hombres sienten como oleadas que se trasladan a sus genitales.

Para conseguir auténtica maestría seduciendo con besos, lo mejor es dejarte llevar por tu instinto. Aun así no está de más que conozcas algunos secretos con los que ganarás habilidad.

Entre un beso fugaz en los labios y otro profundo y largo, hay una inmensa variedad en las formas de besar. Entre ellas, mordisquear los labios, acariciarlos con la lengua o chuparlos como si los estuvieras saboreando, sobre todo cuando se excita a una mujer, cuyo labio superior es una zona muy erógena. Otra posibilidad es ir recorriendo con muchísimos besos suaves y repetidos la boca entera y las comisuras.

Al introducir la lengua, inclina la cabeza en dirección opuesta a la de tu amante, para favorecer una honda y gratificante unión. También puede despertarse su erotismo con besos reposados que se deleitan en la exploración de su boca, con juegos de succión, fricción y lamiéndola.

El beso, un buen comienzo

Acercarse con un beso tierno y suave o bien apasionado y ardiente es internarse en un mundo de percepciones que predisponen a ambos amantes a disfrutar del encuentro amoroso, que puede culminar en el coito, o desarrollarse de manera muy gratificante entre caricias y besos de todo tipo en la boca, con lengua o sin lengua, en la cara y las orejas, el cuello o donde más se desee besarlo.

Desde luego que los besos suelen ser uno de los mejores inicios, pero no siempre tienen por qué limitarse a la primera parte del encuentro, sino que también es posible convertirlos en verdaderos protagonistas que estén presentes durante toda la relación sexual hasta alcanzar el clímax. La norma es que no hay normas: todo depende de cada pareja, de su estado de ánimo y del momento.

Otras formas de besar

Como en todo lo que se refiere al erotismo y la sensualidad, el beso es
todo un universo que no se agota en una fórmula. Te doy a continuación
algunas maneras de besar muy satisfactorias. Espero que las encuentres
sugerentes:

✔ **Mariposa.** Son esos besos suaves y acariciadores, como alas de mariposa, con los que es posible recorrer diferentes partes del cuerpo y
que se pueden ir convirtiendo en mordiscos leves, para despertar
poco a poco en el otro la libido.

✔ **Joya.** Es un tipo de contacto muy erótico e incitador. Atrapa los
labios de tu pareja y tira despacio de ellos hacia fuera.

✔ **Presión.** Se trata de limitarse a tocar los labios del otro con los labios, mientras se lo mira a los ojos seductoramente y se hace cierta
presión. Sorprende la gran carga sexual que solamente con el roce
inicial se transmite a la pareja.

✔ **Pinza.** Sujeta los labios de tu amante con los tuyos y luego desliza la
lengua en el interior de su boca, dirigiéndola hacia arriba. Alarga el
beso lamiendo su lengua, dientes y paladar, de forma pausada, variando los movimientos según cuál sea la respuesta que obtengas.

✔ **Esquimal.** Es la adaptación del tradicional beso de los esquimales,
que se frotan las narices para saludarse. El que tiene el papel activo
frota sus labios semicerrados, repetidamente y con suavidad, contra
los del amante, para luego recorrérselos con la punta de la lengua
húmeda como si quisiera pintárselos.

✔ **Sonoro.** Resulta muy estimulante y sugerente besar a la pareja, ya
sea en los labios o por todo el cuerpo, intercalando palabras excitantes o amorosas, emitiendo suspiros, soplando (por ejemplo, si se le
está besando en la oreja o detrás del cuello), o lanzando eróticamente el aliento. Es un tipo de beso que favorece la comunicación e invita a los amantes a decirse qué es lo que les gusta más o qué prefieren hacer y que les hagan.

✔ **Girado.** Uno sostiene la cabeza del otro entre las dos manos y le
hace girar el rostro, mientras le da un apasionado beso en la boca.
Es un tipo de beso que transmite a quienes lo reciben la pasión que
siente su pareja.

Masajes apasionados

Los masajes ocupan un lugar esencial entre las caricias, ya que armonizan los aspectos físico, mental y psicológico de los amantes que los incluyen en sus juegos eróticos, para despertar y estimular la sensualidad, lo que genera nuevas experiencias sensoriales.

En Oriente siempre han sido considerados una de las prácticas que más disfrute proporcionan, mientras que en Occidente, la mayoría de las veces sólo se piensa en los masajes terapéuticos, y se dejan de lado sus infinitas posibilidades.

Cuando las manos u otras partes del cuerpo se deslizan por la piel suave y tibia, se producen escalofriantes y sensuales sensaciones, tanto en la persona que masajea como en la que es masajeada.

Primeros pasos

El más importante secreto del masaje erótico consiste en que a través del sentido del tacto (en el capítulo 6 encontrarás más información sobre él) se interrogue a la piel, para descubrir desconocidos puntos erógenos que sólo esta técnica es capaz de revelar, porque al masajear se abren los centros energéticos que están distribuidos por todo el cuerpo.

Algunas recomendaciones:

✔ Debe cuidarse que la piel de las manos sea suave, su temperatura cálida y que esté seca.

✔ Las uñas deben estar recortadas de tal modo que no hagan daño o arañen involuntariamente.

✔ Conviene que las personas de piel áspera la suavicen con aceites o cremas.

✔ Antes de iniciar los masajes, es preciso calentar las manos frotándolas entre sí, puesto que al hacerlo también emerge la energía que luego se transmitirá al cuerpo del amante.

Es imposible definir cuánto es el tiempo exacto o máximo para dar y recibir masajes. Aunque algunas personas prefieren que sea el propio despertar de la pasión la que dicte la duración de esta fase de la sensualidad compartida, lo cierto es que dejarse llevar por el apresuramiento no siempre es la mejor opción. Lo ideal es buscar el momento y el lugar apropiados para disfrutar de dar y recibir masajes sin interrupciones. La temperatura adecuada de la habitación debe ser de unos 25 °C, y si no se dispone de una cama o un sofá, que es lo más cómodo para tumbarse, una alfombra y cojines resultan buenos sustitutos.

Cuando los masajes se alargan más allá de unos veinte minutos, en lugar de alcanzar el punto en que la excitación indica que es impostergable profundizar el contacto e internarse en juegos y caricias más directas, se consigue el efecto opuesto: es decir, son tan relajantes que no cumplen con su objetivo como preámbulo de una posterior relación sexual.

Algunas técnicas que dejan huella

Aunque hay infinidad de formas de hacer masajes, existen algunas técnicas básicas que es útil conocer y que los agrupan en cuatro tipos:

✔ Los que se deslizan suavemente por la piel.

✔ Los de mediana presión.

✔ Los más profundos.

✔ Los de percusión.

Todos ellos son placenteros y transmiten un tipo de energía singular. Asimismo, pueden alternarse unos con otros, o seguir un ritmo creciente de intensidad; como en todos los aspectos de la sexualidad, no hay más guía que la que dicta el placer.

Masajes suaves

Estos masajes se recomiendan para el inicio y el final de los juegos. Es muy sencillo dar estos masajes, pues basta con deslizar las manos con suavidad y a un ritmo constante por la piel. Si se desea, previamente se la habrá untado, al igual que puede hacerse en las manos, con aceites perfumados o con una crema corporal para favorecer el desplazamiento. Se comienza a partir de un punto, pero sin insistir ni demorarse demasiado en él, trazando círculos concéntricos que recorran zonas amplias del cuerpo.

Las sensaciones son diferentes si se hacen con las yemas de los dedos: en este caso el efecto es relajante, pero estimulante a la vez, y la persona que lo recibe siente como si la rozara una pluma; lo único que hay que tener en cuenta es no provocar cosquillas para no romper la magia.

Otra posibilidad consiste en recorrer la piel en sentido longitudinal o en círculos, apoyando primero una palma y luego la otra; esta técnica permite acceder a una sensación asombrosa, ya que se percibe claramente el despertar de los sentidos. Además, elimina tensiones y propicia que circule libremente la energía erótica.

Presión media

Tres son los tipos de masajes llamados de mediana presión:

✔ El primero consiste en "amasar" la carne, tomando trozos de piel o músculo para pellizcarla con un ritmo uniforme, pero brevemente. Luego se pasa a otra zona corporal que esté cerca de la anterior y así sucesivamente en toda el área que se esté masajeando de esta manera, sin interrumpir en ningún momento la acción.

✔ El segundo consiste en estrujar y es idóneo para dar masajes en los muslos y en el torso. En este caso, se trata de hacer un movimiento de torsión intenso con las manos.

✔ El tercero es estirar, es decir, apoyar las palmas quietas sobre una zona del cuerpo y luego dejar una de ellas allí, mientras la otra estira y arrastra la piel en sentido descendente, evitando siempre tocar puntos erógenos, que no deben rozarse de ninguna manera. A continuación se invierte el recorrido utilizando la misma mano y, por último, se repite el masaje igual, pero con la que anteriormente había permanecido inactiva.

A mayor rapidez en la cadencia del masaje, más calor se genera en la piel, sensación que estimula sutil pero significativamente los sentidos.

Profundos

Aplicar masajes profundos despierta infinidad de percepciones sensuales, si se realizan con los pulgares presionando con fuerza, moviendo las yemas en pequeños círculos y apretando puntualmente las plantas de los pies, las palmas de las manos y alrededor de las articulaciones; hay que hacerlos con cuidado, lentamente y, si se nota que en algún punto se genera dolor o incomodidad, debe detenerse el estímulo.

De percusión

Ofrecer a la pareja masajes de percusión consiste en golpear rítmicamente sobre su piel con el dorso de la mano; aunque una variante es hacerlos con el puño cerrado y flojo. Son muy adecuados en los glúteos, los muslos y las pantorrillas, ya que desde estos puntos las sensaciones se transmiten a todo el cuerpo.

Puede intercambiarse este tipo de estímulo con pequeños pellizcos que resultan altamente vigorizantes. Tanto que los orientales los recomiendan para reanimar a los amantes cansados, cuando la intensidad del coito los ha dejado exhaustos y, al cabo de un rato, desean repetirlo.

Masajes para practicar la sensualidad

A continuación, voy a regalarte algunos ejemplos de masajes que puedes llevar a la práctica con tu pareja. Seguro que de este modo la sorprendes y provocas un deseo de correspondencia.

En redondo

Cuando es ella la que brinda este masaje:

1. Describirá círculos con las yemas de sus dedos en torno a los pezones masculinos y, cada tanto, los pellizcará suave y sensualmente.

2. Con las palmas abiertas, seguirá la línea de los músculos, desde el torso hasta la cintura, demorándose en el ombligo para realizar el camino inverso y ascendente con un contacto leve, hasta volver al punto inicial.

Si es él quien masajea:

1. Frotará ligeramente los pechos con la palma de la mano untada en aceites esenciales o lo aplicará sobre la piel, dejando las areolas y los pezones para el final y haciendo el masaje muy lentamente.

2. Encerrando los pezones suavemente entre el pulgar y el índice, los estirará hacia fuera, rozándolos con extremo cuidado, alternando este movimiento con otro de tenue presión hacia dentro.

Si su tamaño lo permite, él puede tomar ambos senos y, acercándolos, hacer que se friccionen entre sí, o rozarlos con el torso; ambas caricias multiplican el placer femenino.

Muy cálido

Este sugerente masaje se inicia dejando reposar la palma de una de las manos encima de la pelvis. Si se le hace a una mujer, con esa mano debe abarcarse la zona de la vulva y situar la otra encima del triángulo cubierto por el vello púbico, sin rozar el interior de los labios mayores.

Si se trata de un hombre, debe evitarse la excitación de los testículos, simplemente se deja la mano quieta. El tacto percibe así los latidos que emite la pelvis, que es uno de los centros energéticos y sexuales de mayor potencia. Luego, utilizando los dedos medios de cada mano se masajea suavemente la unión entre el muslo y la cadera, las ingles y el nacimiento del vello púbico, con movimientos ondulados o trazando líneas ascendentes, hacia el ombligo.

Aceites acariciantes

La aromaterapia es un excelente complemento a los masajes sensuales. No es lo mismo tocar con las manos secas las diversas zonas erógenas, sobre todo los genitales, que hacerlo después de haberlas untado con un aceite cuyo aroma, a la vez, estimule el olfato, lo que supone un valor añadido. La humedad que transmite el aceite forma una capa sobre la piel que facilita el recorrido ágil de la mano por cada rincón.

Hay una gran variedad de aceites esenciales con las más diversas propiedades:

✔ Frescos extractos de flores y frutas.

✔ Estimulantes como el romero.

✔ Suavizantes e hidratantes como el áloe vera.

✔ Exóticos como el de ambrosía, pachulí o sándalo.

✔ Las siempre gratas esencias de vainilla y almendra.

De acuerdo con la esencia con la que se enriquezca el aceite con el que se haya elegido masajear, se transmitirán sus características relajantes o energéticas y excitantes.

En estos masajes hay que emplear la creatividad y la intuición para conseguir aumentar la excitación pero sin rebasar la línea que conduce a la caricia genital directa o a la masturbación.

Piernas y pies

Las piernas y los pies se masajean a ritmo lento, lubricándolos antes con aceites o cremas hidratantes, para poder deslizar bien las manos en sentido longitudinal, desde las nalgas hasta los tobillos.

Es muy incitante ejercer una presión muy leve cuando el recorrido es descendente mientras que, cuando se hace en sentido inverso, debe ser más firme, como si se estirara la piel hacia arriba.

El masaje en la cara interior de los muslos es muy efectivo, sobre todo a medida que las manos se aproximan a las ingles y también cuando recorren las corvas, por detrás de las rodillas. En esta zona debe realizarse el masaje tanto por la parte posterior como anterior, ya que ambas son muy sensibles.

La presión íntima y sugerente de rodear los tobillos con las manos, como si los apresara una "pulsera", produce un cosquilleo que se prolonga hasta los genitales.

Uno de los sitios del cuerpo con mayor cantidad de terminaciones nerviosas son las plantas de los pies; la presión con el pulgar, así como cualquier otro tipo de roce o masaje, activa dichas terminaciones y despierta variadas reacciones erógenas. La única precaución debe ser controlar que el masaje sea firme para no provocar cosquillas.

Si masajeas uno a uno los dedos de los pies, como si los dibujaras, pasando el pulgar y el índice por los lados hasta la unión con el empeine y luego los estiras delicadamente hacia arriba y abajo o haciéndolos girar, los efectos que conseguirás son únicos.

Capítulo 15

Las claves del sexo oral

....

....

*E*l sexo oral ya se mencionaba en los más antiguos tratados de erotismo que se conocen, el Kama-sutra y el Ananga Ranga. Porque hombres y mujeres que desde tiempos remotos hasta hoy han disfrutado de esta forma de sexualidad saben que no hay nada comparable a la satisfacción que ofrece.

Si la persona que lo recibe se siente homenajeada y agradecida por el éxtasis que alcanza, quien lo ofrece no sólo percibe cómo crece la pasión, sino que siente la especial sensación que comunica el placer de dar placer.

El *cunnilingus* y la *felación* o *fellatio* brotan de lo profundo de la naturaleza sensual, de ese instinto insoslayable por saborear al otro, del deseo de internarse en los más recónditos rincones de su cuerpo. Y cuando el disfrute oral que se brindan los amantes es mutuo y al unísono, los cuerpos se entrelazan en la emblemática postura del "69". Si consiguen gozar del sexo sin prisas y sin metas, las lenguas pueden jugar libremente el juego que mejor conocen y el placer compartido adquiere una dimensión insospechada.

El sexo es aceptación mutua

En el ámbito de la sexualidad y sobre todo en prácticas como el sexo oral, es fundamental la comunicación clara y el respeto por las preferencias de la pareja. Si se presentan temores o prejuicios, sentimientos de confusión o de vergüenza es importante dejarlo claro, para profundizar en la confianza y el grado de intimidad que se comparte.

Muchas personas tienen dificultades para comunicar lo que desean, otras sienten inseguridad por su constitución física o su tipo de personalidad. Sin embargo, es importante superar estas limitaciones y expresarse: si no es posible hacerlo verbalmente, debe intentarse un código de gestos para hacerse entender y que no quepa la menor duda acerca de aquello que en cada momento se desea y cuál es la línea que se ha decidido no traspasar.

Por tanto, toma nota: lo primero que hace falta para que los amantes disfruten es que se acepten mutuamente de manera integral. De lo contrario, su sexualidad siempre se verá mediatizada por el fantasma de aquello que no se ha dicho, del malentendido, de la falta de seguridad o la timidez. Si la meta es el goce pleno sin barreras, la clave para conseguirlo es darse a conocer y conocer al otro.

Dicho esto, voy a hablarte ahora de las dos formas de sexo oral que hay.

La fellatio, una fuente de fantasía

Entre los placeres más singulares que un hombre puede sentir está, sin duda alguna, la *felación*. La suavidad de la lengua lamiendo, golpeteando, jugando a subir y bajar el frenillo y deslizándose desde la base por el tronco del pene, para luego encerrar el glande entre los labios, son estímulos que proyectan innumerables fantasías centradas en los labios femeninos (para más información sobre esta parte de la anatomía masculina, vuelve al capítulo 7). Lo mismo ocurre cuando el miembro se aloja en el interior de la cálida cavidad bucal, y la lengua excita de las más diversas formas y con distintos grados de presión la zona más reactiva del cuerpo masculino.

El disfrute oral es un acto sexual completo en sí mismo, aunque también puede formar parte de los juegos preliminares, convirtiéndose en el preámbulo de la penetración.

Si el deseo es muy intenso, algunos hombres lo prefieren al comienzo del encuentro porque disfrutarán de una eyaculación más rápida y se sentirán liberados de tensiones. Incluso lo utilizan como una forma eficaz de prolongar el coito posterior, ya que su excitación crecerá luego lentamente con diversos estímulos y, cuando ella vuelva a encerrar el pene blando con su boca, generará una nueva e intensa erección.

El juego incrementa la excitación

Nada en la vida es perfecto y en cuestión de sexualidad mucho menos. Sin embargo, la meta a la que todos los amantes aspiran es a crear los juegos que mayor disfrute les proporcionen. Ciertas técnicas de sexo oral aportan las sensaciones más excitantes y placenteras que se pueden experimentar.

Aunque pueda parecer lo contrario, en una felación no sólo el pene es importante. Antes de concentrarse en los genitales, hay un camino voluptuoso por recorrer: el trazado de una senda que pasa por rincones erógenos como las tetillas, el cuello o las orejas, para recorrer con roces de la lengua. Después llega el momento de avanzar y lamer el ano, el perineo y los testículos, alcanzando la base del pene, pero sin ir aún más allá.

Cómo lograr el disfrute de ellos

Las sensuales técnicas de felación pueden ser tantas como sugiera el dictado de las preferencias de los que las reciben, pero hay algunas que hacen del disfrute masculino un superlativo erótico. Si no me crees, lee las siguientes propuestas:

✔ Introduce todo el pene en la boca hasta la máxima profundidad, presiona y chupa sin que llegue hasta la zona en que pueda provocar arcadas o ahogos.

✔ Toma con delicadeza la punta del falo con los labios formando un círculo. Una vez así apresado, rota la cabeza hacia un lado y hacia el otro.

✔ Recorre con la lengua desde la base hasta el frenillo por un lado del tronco y luego lame a la inversa por el lado opuesto.

✔ Rodea la cabeza del pene con los labios, toma a la vez el tronco con una mano y haz subir y bajar la piel, rítmicamente.

✔ Aletea con la lengua alrededor del glande, golpea suavemente con ella el orificio uretral y luego enciérralo en un círculo hecho con el pulgar, el índice y el mayor, para lamer el tronco de arriba abajo y por los lados.

✔ Cubre totalmente el glande con la boca y presiona el tronco del miembro firmemente con los labios.

Ponlo en práctica y luego me cuentas cómo ha ido.

La delicadeza es el secreto del éxito

Hay que tratar con cuidado el pene en cada lamida, cada chupada, es muy importante para que él confíe en su pareja cuando está practicando una felación.

La mayoría de los hombres temen los roces bruscos, los tirones fuertes, que se lastime el frenillo al liberar el glande, e incluso les preocupa que les den un mordisco involuntario o que el filo de los dientes sobre la sensible piel del tronco les provoque dolor o heridas.

La manera de evitar estos riesgos es tomar el miembro delicadamente, cubrir los dientes con los labios, buscando siempre la presión adecuada y el ritmo preciso al lamer.

El mejor goce es el compartido

Si eres mujer, no me gustaría que pensaras que una felación es algo concebido sólo para provocar el disfrute de tu pareja masculina. La clave de una *fellatio* es que al mismo tiempo que él disfrute también ella lo haga. Los juegos previos son la mejor antesala del sexo oral. De allí surgen las caricias, roces y toques distintos y creativos que tienen como protagonistas las diversas partes del cuerpo masculino.

Las posibilidades son variadas y casi infinitas:

✔ Deslizar los senos lentamente rozando apenas los genitales.

✔ Frotar las nalgas femeninas contra el pene.

✔ Acariciar o mordisquear los pezones de él.

✔ Besar o lamerle todo el cuerpo, salvo el pene y los testículos.

A lo que se pueden añadir las mil caricias más que el hombre ansíe o que ella decida probar para elevar sus sensaciones.

Repetirse genera rutina

Por más excitante que sea un estímulo, pierde su eficacia una vez que es muy conocido, cuando se convierte en lo de siempre, en lo "acostumbrado". La sorpresa desempeña un papel muy importante en la sexualidad.

El cambio en una caricia, el roce con una parte del cuerpo inesperada o en una zona no estimulada anteriormente, así como que el amante esté vestido mientras ella lo excita completamente desnuda o viceversa, son siempre mensajes estimulantes para ambos.

Antes de ponernos en marcha

La práctica de sexo oral requiere de una coordinación correcta de movimientos. Al subir y bajar a lo largo del pene, debe abrirse un poco la mano cuando va en dirección a la base; por el contrario, la mano debe cerrarse y presionar cuando está subiendo hacia el glande. A la vez, si la mano está yendo hacia abajo, también debe bajarse la cabeza hacia el falo para introducirlo más en la boca.

En el hombre, el glande y el frenillo son las áreas más reactivas (vuelve al capítulo 7 para recordar qué son). A la inversa, existen un par de posibilidades distintas: alejar el pene que sólo queda aferrado por la mano o apoyar los labios sobre la punta del glande, para repetir el movimiento, un instante después. En ambos casos es conveniente que la mano y la boca vayan en el mismo sentido.

Una vez que él ha eyaculado, cuando su cuerpo aún registra el impacto del reciente orgasmo, la piel del glande adquiere su máxima sensibilidad. Si en esos momentos, la amante lame el pene o lo introduce en su boca, el disfrute masculino se redobla, prolongándose durante mucho más tiempo.

Es muy positivo que ella aprenda una cuestión fundamental sobre la sexualidad del amante: se trata de reconocer los signos que indican que él está próximo a eyacular, porque ya no puede retrasar el orgasmo. Algunos indicios reveladores son los movimientos descontrolados y muy veloces de las caderas, que él lleva hacia delante para que el pene profundice en la boca y reciba roces más fuertes; músculos tensos, respiración jadeante o contenida, y otros muchos que dependen de cada hombre en particular. Eso indica que ha llegado el momento de acompañarlo, acelerando el movimiento de la mano pero sin brusquedad, ya que la sensibilidad de la piel irritada por el estímulo es muy alta y puede causarle dolor.

El cunnilingus, puro intercambio

También conocido como *beso francés*, este intercambio sexual consiste en lamer y besar los genitales femeninos, aunque las sensaciones se perciben con todos los sentidos. Es algo especial, una sensación placentera diferente e inigualable, y cuando la mujer la siente totalmente liberada al goce se convierte en una experiencia que puede superar a la masturbación y a la cópula.

La lengua es un órgano táctil muy sensitivo que capta las señales de placer de ella y de la misma manera que recorre la piel voluptuosamente, puede responder aumentando el ritmo o la intensidad del contacto con el clítoris. No hay dos mujeres iguales y, por lo tanto, tampoco lo son sus genitales ni su manera de gozar (sobre los genitales femeninos, puedes repasar lo que se dice en el capítulo 8). Lo ideal, si hay una comunicación fluida, es preguntar o compartir con la pareja cuáles son los estímulos que se prefieren, el ritmo y las posturas que aumentan su excitación. La mayoría de las mujeres alcanzan el clímax con el sexo oral.

Juegos sensuales para ellas

El amante puede acrecentar las ya de por sí intensísimas sensaciones de ella, cuando estimula con la lengua la vulva y el clítoris, si añade ciertos juegos muy sugerentes. Por ejemplo:

✔ Las yemas de los dedos juegan enredando el vello púbico; frotan los labios mayores, juntándolos entre sí y besándolos suavemente.

✔ La lengua separa los labios mayores y acaricia con ella la vulva, una y otra vez, como si fuera un pincel.

✔ Los labios masculinos se unen a los labios mayores como si se besaran entre sí; mientras tanto, los dedos recorren la vulva.

✔ Al formar una U con la lengua se dan largas y suaves lamidas, desde el clítoris hasta la entrada de la vagina.

✔ Lamer el clítoris intensamente, como si la punta de la lengua lo delineara, a los lados, arriba y abajo y rodeando su contorno.

✔ Endurecer la lengua y jugar con ella en la entrada de la vagina y en el clítoris con leves golpecitos rítmicos.

Como en el caso de los hombres, es imposible encontrar recetas infalibles para las técnicas eróticas, incluyendo lo que atañe al sexo oral, ya que cada cuerpo femenino es un complejo universo, único en sus deseos y reacciones. Sin embargo, hay ciertas formas o modos de estimular de los que la mayoría de las mujeres dice disfrutar, por lo que al amante le merece la pena intentar recrearlos con su pareja.

 De lo que no cabe duda es de que impregnar con saliva la vulva al lamerla tiene una carga de erotismo muy potente, que se une al ya intenso placer del sexo oral. Además, si la zona está bien lubricada permite el ágil y delicado deslizamiento de los dedos y la lengua, sin causar ningún roce molesto. Cuando los lametones la han excitado hasta el punto de que ella ya se está lubricando con sus propios fluidos, es el momento de concentrarse en el clítoris, humedecerlo aún más y estimularlo directamente hasta que se deje ir con el orgasmo.

Piano piano si va lontano

A un inmenso número de mujeres les complace que se las estimule lentamente, y si se demora la caricia en el clítoris, gradualmente crece su deseo. Por eso son importantes los juegos y caricias preliminares: para motivarla con movimientos, roces, besos y lamidas que recorren los puntos erógenos del cuerpo. Entre ellos, los párpados, las orejas, el cuello, las copas de los senos y los pezones, la zona interior de los muslos, y todas aquellas que erotizan especialmente a cada mujer y que el amante va conociendo: el interior de los codos, los dedos de pies y manos, o cualquier otro punto secreto. Esta "ceremonia" resulta extremadamente incitante si se realiza a la vez que se le va quitando la ropa. La excitación suele alcanzar un punto muy alto si él lame la vulva o los pezones cuando ella aún lleva puesta la ropa interior.

La zona erógena que mayores reacciones genera en la mujer es, sin duda, el clítoris: tan sólo al rozarlo con la lengua, cuando ella está excitada, provoca el orgasmo.

La precipitación no es buena consejera

Las lamidas siguen al inicio un ritmo suave y sostenido, que se modifica o se acelera a medida que se percibe lo que a ella más le gusta en cada momento.

 Si el comienzo es brusco y muy rápido, a muchas mujeres les genera más molestia que placer, porque aún no están suficientemente lubricadas. Se trata de que la propia lengua las despierte con delicadeza al principio y que ellas mismas señalen cuándo quieren más y a mayor velocidad o intensidad de fricción. Pero incluso la transición entre una y otra cadencia debe ser paulatina y pausada, para que un repentino roce más fuerte no reduzca su grado de excitación, que también crece paulatinamente.

Existe también un secreto vinculado con el ritmo y que, en este caso, le atañe al hombre: es saber que la lengua es un órgano muscular y, como tal, si no se utiliza de manera acompasada, puede acalambrarse o perder fuerza en la estimulación, de modo que conviene regular las energías.

Cuando el estímulo se convierte en dolor

Si eres hombre, es importante que tengas presente que a muchas mujeres el estímulo demasiado fuerte o insistente sobre el clítoris puede generarles una sensación dolorosa, que se prolonga durante unos segundos, aunque no se lo siga estimulando. En esos casos, debéis hablar abiertamente sobre el tema para evitar que se repita.

Si no se conocen las formas en que la amante desea ser estimulada durante el cunnilingus, es preferirle consultar con ella. No obstante, a veces por falta de confianza o pudor, el hombre evita preguntar y a la mujer le avergüenza hablar sobre el tema. En tal caso, la mejor opción es comenzar con suavidad, girando la cabeza a ambos lados o moviéndola de arriba abajo, mientras la lengua recorre la vulva de forma lenta, con un contacto superficial. Luego, se trata de advertir el momento en que ella quiere que el roce se intensifique.

Posturas a la carta y otros trucos

Para la práctica del cunnilingus, cambiar la postura tanto del hombre como de la mujer provoca sorprendentes reacciones que eliminan el riesgo de caer en el tedio. Es otro de los aspectos importantes que el amante debe ir asimilando, salvo que ella se lo comunique abiertamente.

A algunas mujeres les gusta ir modificando la posición de su cuerpo, incluso estando echadas: se sientan sobre la cara de su amante, situando la vulva a la altura de su boca, u oprimen con sus piernas la cabeza masculina para intensificar el contacto entre el clítoris y la lengua; sin embargo, hay otras que prefieren estar de pie y que él las estimule de rodillas, o se sientan al borde de una superficie, poniendo al alcance de su lengua la vulva y el clítoris, mientras se acarician ellas mismas los pechos.

La suma de sexo oral y excitación con los dedos erotiza sobremanera a muchas mujeres. Cuando están muy cerca de llegar al clímax, por el estímulo húmedo y cálido de la lengua, el amante puede introducir uno o dos dedos en la vagina para multiplicar el placer. Hay algunas que participan directamente en el juego, masturbándose el clítoris mientras él les lame la vulva o traspasa con la punta de la lengua el umbral de la vagina. El hombre no debe dudar si desea intentar caricias de este tipo, ya que en el caso de que a la pareja no le resulten placenteras, lo indicará verbalmente o por gestos; si lo hace, es conveniente cesarlas de inmediato para no interrumpir el clímax.

Si el cuerpo femenino comienza a tensarse, es señal de que está próximo el instante del placer superior. Es el momento de acelerar el ritmo al lamer, pero controlando que sea cadencioso y suave; en ese preciso instante el punto central debe ser el clítoris, aunque con lametones frecuentes, justo cuando comienza el orgasmo. Al percibir que ella ya se está relajando, conviene aminorar la velocidad y aliviar la presión de la lengua hasta hacerla muy leve, ya que después del orgasmo el clítoris está hipersensible en casi todas las mujeres.

Capítulo 16

Las posturas que más se disfrutan

M antener relaciones sexuales en diversas posiciones amplía enormemente el universo lúdico del erotismo. Se trata de disfrutar cada vez de manera distinta, sorprendente y creativa.

Al cambiar la forma de situarse —de frente, arriba o abajo, de espaldas, echados, sentados o de pie—, los estímulos sobre los puntos erógenos son diferentes. Pero no se trata de hacer extraños equilibrios o lanzarse a complicadas gimnasias, sino de hallar las posturas en que el coito resulte más cómodo y excitante.

Las variantes son múltiples y, sin duda, es posible recrear las que mejor respondan a los íntimos deseos de cada pareja, pero aquí se sugieren y describen algunas que potencian la energía sexual y resultan extraordinariamente satisfactorias.

No es necesario reproducirlas con la más absoluta exactitud, ya que, sin duda, pueden ser enriquecidas con diversos juegos o combinarlas entre sí, para que los amantes descubran aquellas que los hagan disfrutar intensamente en cada momento.

Antes de ponerse en marcha

Aunque durante las relaciones sexuales los amantes se dejan llevar por el deseo y la espontaneidad propios del erotismo, no está de más que incluyan una pizca de sentido común en ellas.

Así, si cuando recreáis alguna postura notas incomodidad o molestias en los músculos, sobre todo en el cuello, la espalda o las extremidades, es conveniente no forzar las cosas y cambiar la colocación de los cuerpos. Tampoco es bueno tratar de recrear aquellas que suponen un esfuerzo importante, si no se está en plena forma física, para evitar que se produzcan situaciones incómodas o daños corporales.

Asimismo, es preciso tener en cuenta la complexión, el peso, la agilidad y otros factores físicos, que no siempre son comunes a ambos miembros de la pareja.

En el caso de que aparezcan dificultades para la penetración o si ella siente dolor, es preferible volver a los juegos preliminares hasta que el conducto vaginal esté lo suficientemente lubricado y dilatado, o utilizar alguna sustancia lubricante que facilite la cópula.

Ciertas posturas son más relajadas y otras más intensas, algunas propician una mejor penetración y otras permiten que la pareja se pueda acariciar: cada persona y en cada momento debe encontrar la que le permita disfrutar más.

Jaspe

Esta postura es ideal para gozar despacio en un coito de ritmo sereno y constante.

Éstos son sus pasos:

1. El hombre se echa de lado junto a la mujer y sus piernas se entrelazan una y otra vez, hasta que ella coloca una encima de la pareja, elevando levemente la cadera y separando un poco el muslo para facilitar la penetración.

2. Al tener la pierna en alto, el ángulo de apertura de la vagina se estrecha, lo que ofrece gran placer, porque mientras el pene recibe una fricción intensa, en cada embate, frota el clítoris.

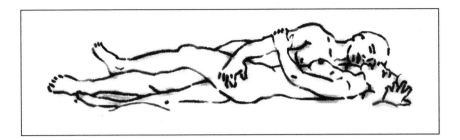

La íntima fusión de los cuerpos permite el intercambio de caricias. Las manos viajan por la piel, estimulándola de distintas maneras:

✔ Con las yemas de los dedos.

✔ Con las palmas.

✔ Rozándola con las uñas.

Todo al mismo tiempo que los movimientos se van haciendo cada vez más firmes y cadenciosos.

Muy placentera para ambos, esta unión crea un vínculo de profunda intimidad entre los amantes. Asimismo, es muy fácil variar la posición si lo desean durante la cópula, moviendo brazos o piernas, inclinándose a uno u otro lado, o cualquier otro desplazamiento que dicte la imaginación.

Cuarzo

Esta postura complace a los dos y, a la vez, favorece la comunicación, ya que la sensualidad que transmiten las palabras eróticas y la voz ronca por el deseo son estímulos que resultan muy sugerentes.

Éstos son sus pasos:

1. Sentado y con las piernas extendidas, él se mantiene erguido, apoyando las palmas de las manos detrás de su cuerpo.

2. La mujer se sienta de espaldas sobre los muslos masculinos, flexionando las piernas para poder sostenerse sobre las rodillas.

3. Al inclinarse para recibir los estímulos del hombre, que besa la parte superior de su espalda, sus hombros y el cuello, la penetración cobra profundidad.

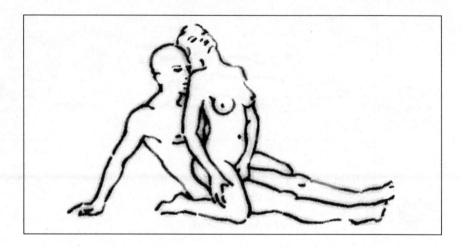

4. Ella se masturba y él contrae los músculos de la pelvis y las nalgas, para acompañar el ritmo.

Por su posición, la mujer domina el juego, por lo que puede detenerlo, alejarse o acercarse, ralentizar y acelerar la cadencia o ahondar la penetración. Aunque no se ven, se transmiten el goce que sienten a través de gemidos, gritos y susurros.

Malaquita

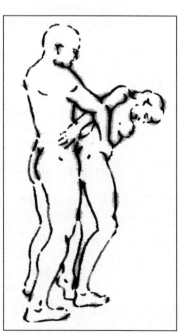

Los pasos a seguir en esta postura son los siguientes:

1. La pareja está de pie y no puede cruzar sus miradas.

2. El hombre inclina su cuerpo sobre la espalda de ella y, rodeándola con los brazos, adhiere la pelvis a sus nalgas, mientras su pene se desliza hacia el húmedo conducto vaginal y la penetra.

3. Él la acaricia y ella responde apasionadamente llevando sus brazos hacia atrás y pega sus nalgas con-

tra su cuerpo para sentir las embestidas del miembro cada vez más profundas, mientras que el compás se va acelerando hasta que lleguen al clímax.

Para que este coito adquiera un ritmo estremecedor, es preciso lograr un acoplamiento perfecto, sin que ello suponga hacer demasiado esfuerzo, lo que podría quebrar el clima sensual.

Una vez que los cuerpos están fusionados, ambos disfrutan al máximo si consideran un detalle: si él es más alto, basta con que flexione las rodillas y, en caso de que lo sea ella, la apertura de sus piernas debe ser la adecuada para que los sexos se acoplen a la perfección.

Perla

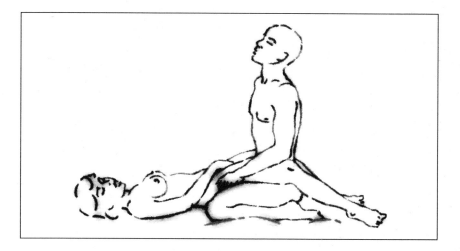

En esta postura:

1. La mujer está echada con las piernas separadas y él se arrodilla entre ellas hasta quedar sentado sobre los talones.

2. El hombre toma las piernas femeninas y las coloca encima de sus muslos, a ambos lados de sus caderas. Ella desea la penetración pero él la demora sensualmente.

3. Cuando al fin la penetra, inicia una cadencia firme, lenta y sostenida para acompañar los movimientos de ella masturbándose y al mismo tiempo le estimula los pezones.

4. Al percibir el intenso placer de ella, afirma las manos y va acelerando los movimientos de la pelvis para profundizar la penetración y acercarse cada vez más al orgasmo final.

Ella goza intensamente en esta posición, porque se siente cómoda y relajada, lo que le permite dejarse llevar por los estímulos. Por su parte, él se siente muy gratificado al percibir el disfrute de ella y sentir el suyo propio.

Topacio

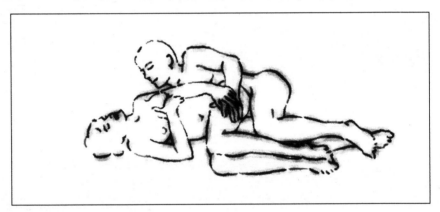

Esta posición no requiere realizar mucho esfuerzo:

1. Desde atrás, él se amolda en intenso contacto a la silueta de la amante, que está tendida con las piernas flexionadas.

2. El hombre se interna suavemente por entre la estrecha abertura de sus muslos y la penetra. La fricción es muy firme por la manera en que están situadas las piernas femeninas, lo que favorece la contracción natural de los músculos vaginales que rozan el pene con fuerza.

3. La máxima concentración de energía la emplean en mover las caderas al mismo tiempo, sin perder el contacto en todo el coito. Él la estimula besando o lamiendo su cuello, la nuca, la parte superior de la espalda o los hombros. Ella, con la mano libre, le acaricia el muslo o la lleva a sus pechos.

Si la mujer está en un estado avanzado de embarazo (a partir del sexto mes en adelante) esta forma de unirse, de la que disfrutan tanto él como ella, es la más apropiada porque no se genera ninguna presión sobre el vientre femenino.

Amatista

Sigue estos pasos:

1. La mujer, tendida sobre su espalda con las piernas abiertas y flexionadas, cuando su amante se aproxima e inclina la parte superior de su cuerpo hacia ella, aprovecha para apoyar los pies sobre los hombros masculinos para facilitarle la estimulación del clítoris y los senos.

2. El hombre la toma por las nalgas con una mano para elevarla hacia él y comienza a marcar un ritmo, lento al principio, pero que irá acelerando paulatinamente. Embiste con firmeza y, a la vez, con la otra mano acaricia su rostro dibujando sus facciones o lleva uno de sus dedos al interior de la boca femenina para que lo chupe.

Ésta es una de las maneras de hacer el amor más relajadas para ella, ya que no debe hacer ningún esfuerzo puesto que es el amante quien sostiene su cuerpo, mientras marca el ritmo de la cópula de la que ambos gozan muchísimo.

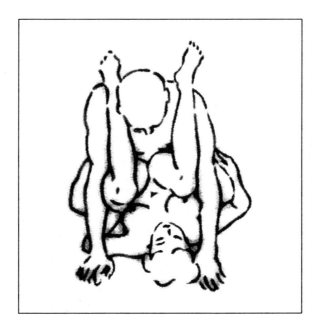

Rubí

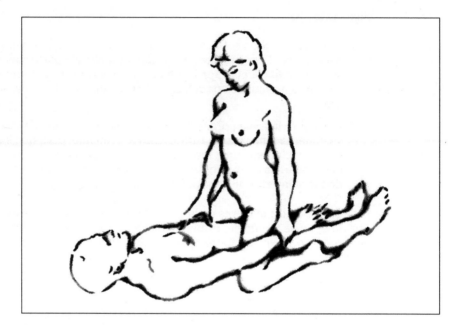

Para llevar a cabo esta otra postura hay que seguir estos pasos:

1. El hombre está acostado, con el cuerpo completamente extendido y las piernas juntas.

2. La amante se sienta encima, haciendo coincidir los pubis para que se produzca la penetración y apoyándose sobre la superficie, con las piernas dobladas hacia atrás.

3. La posición femenina es dominante: ella comienza a moverse, dándole placer a él y a sí misma, frotando el clítoris contra el vientre masculino, para acrecentar las sensaciones.

Esta postura es muy completa, tanto por el placer del contacto genital como por las caricias que puede intercambiar la pareja, puesto que ambos se estimulan diversas zonas de alta sensibilidad.

Unirse de este modo ofrece intenso disfrute. La única precaución es que la mujer se coloque con cuidado para evitar movimientos bruscos, que suelen romper el clima erótico propio de la excitación previa al coito.

Ámbar

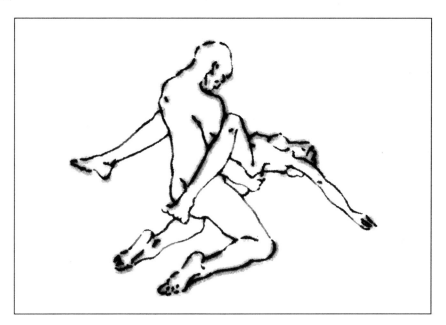

Esta posición satisface por igual a hombres y mujeres:

1. El hombre toma a su amante por las nalgas y la eleva hasta una altura en que pueda penetrarla, de modo que los muslos femeninos queden a los lados de su torso y las piernas apoyadas en sus antebrazos.

2. La cabeza y el resto del cuerpo de ella están suspendidos; solamente se conecta a la superficie con sus manos.

3. En esta postura, él tiene al alcance de la vista los senos tensos por la excitación y la hendidura de la vulva húmeda; se mueve hacia delante y hacia atrás para conseguir que las nalgas se desplacen, lo que genera un incitante roce de la piel, al mismo ritmo que alcanzan sus embestidas, cada vez más recias y veloces.

Quienes deseen practicar el coito de este modo deben tener en cuenta algo muy importante: que los amantes estén en forma y sean muy ágiles.

Granate

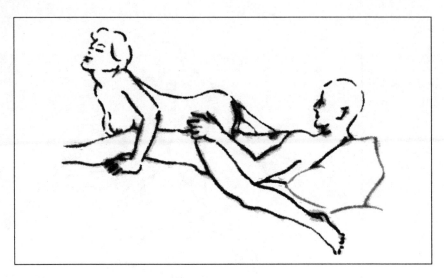

PARA HOMBRES

Ésta es una de las posiciones que más erotizan al hombre:

1. El cuerpo masculino está tendido boca arriba y ella se extiende encima, abriendo las piernas aunque en dirección opuesta, de tal modo que su rostro queda entre las pantorrillas masculinas y los sexos en contacto.

2. La penetración es lenta y muy intensa; durante los embates, la base del pene fricciona el clítoris, lo que provoca que la mujer sienta cómo ese estímulo se suma al roce intenso en el interior de la vagina, multiplicando el placer.

3. A medida que la erección aumenta, más fuerte es esa sensación y mayor disfrute les depara a ambos.

4. Para que los amantes se desplacen al mismo ritmo, él eleva un poco la cabeza y la toma por las nalgas.

CONSEJO

Conviene que a fin de no forzar los músculos de la espalda y el cuello, cuando intente erguir la cabeza, se apoye en un cojín o en el respaldo de la cama.

Ópalo

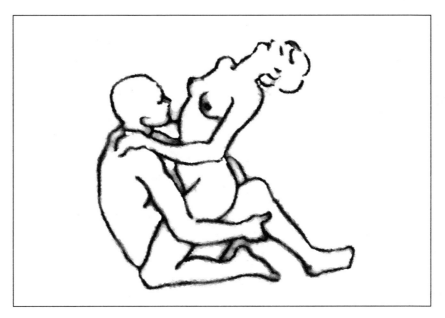

En esta postura:

1. Al comienzo, ella está erguida con los pies afirmados a ambos lados de la cintura masculina y él está sentado con la espalda levemente reclinada y flexionando sus rodillas.

2. La mujer desciende hasta quedar arrodillada y, con las piernas abiertas, provoca una suave y pausada penetración.

3. El amante la toma por los muslos, desplazando hacia arriba y hacia abajo las caderas femeninas, para marcar el compás de la cópula, mientras ella apoya las manos en sus hombros y lo acaricia.

4. Ambos disfrutan de las múltiples sensaciones que ofrece la singular posición de sus cuerpos unidos.

Los hombres se sienten altamente estimulados en esta postura, que al igual que todas es posible cambiar por otra distinta durante la relación sexual, a veces buscando una mayor comodidad o simplemente porque la pareja así lo desee.

Zafiro

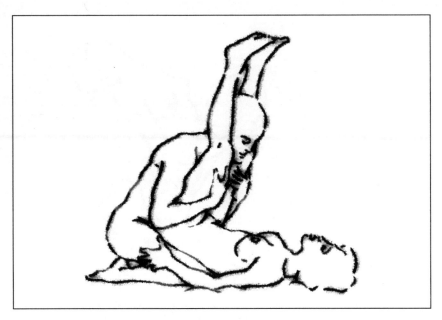

Para realizar esta postura hay que seguir los siguientes pasos:

1. La mujer está acostada de espaldas y su pareja se acerca, se arrodilla y, sentándose sobre sus pantorrillas, eleva las piernas de ella hasta apoyar la cintura y las nalgas femeninas sobre sus muslos; las piernas de la amante quedan a ambos lados de la cabeza de él.

2. El hombre, echando el torso hacia delante, la penetra hondamente.

3. Se acoplan de tal modo que durante los empujes del coito el clítoris sea intensamente estimulado.

4. Con el movimiento de la pelvis, él lleva el ritmo que la amante acompaña, contrayendo y relajando los músculos vaginales.

En esta forma de colocarse, que resulta exquisita para los dos amantes, los placenteros estímulos que brindan el ángulo de la penetración y la caricia en la cara interna de los muslos acrecientan en grado sumo las sensaciones.

Azabache

Esta postura permite a la pareja besarse y que los cuerpos se rocen entre sí con una excitante cadencia durante el coito, a la vez que sus sexos laten sensualmente a la par.

Éstos son sus movimientos:

1. Apoyado contra una pared o simplemente de pie, él recibe el estrecho abrazo de su amante, sintiendo cómo los pechos se oprimen a su torso y, al notar los pezones erectos, las sensaciones se multiplican.

2. Ella toma la cintura masculina con firmeza y levanta una pierna flexionada para facilitar la penetración.

3. También él la sujeta por la cintura con una mano, mientras con la otra sostiene la pierna que la mujer ha elevado.

Además de ser especialmente erótica para el hombre, en esta posición el papel de la mujer no es demasiado activo, y eso le permite concentrarse en su disfrute, dejándose llevar por las sensaciones que él le transmite.

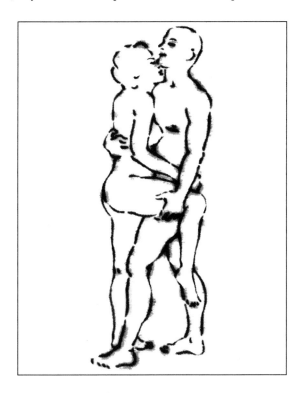

Olivina

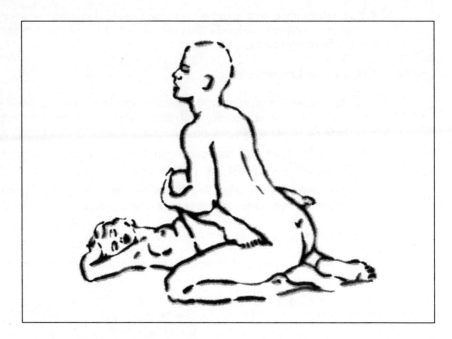

En esta postura:

1. Ella separa las piernas para que el amante pueda acomodarse arrodillado entre ellas; luego las eleva y apoya la punta de los pies en las caderas masculinas.

2. Él abarca las rodillas de ella con las dos manos, con lo que obtiene así un mejor punto de apoyo, al mismo tiempo que las impulsa hacia atrás, alzándole un poco las nalgas, para que el miembro se deslice profundamente en la vagina.

De él dependen los movimientos y el compás del coito, de modo que podrá regularlos tanto en fuerza como en velocidad; sin embargo, ella puede acrecentar las sensaciones estimulantes de ambos apretando y relajando alternativamente los músculos perineales.

Hombres y mujeres sienten que esta forma de unirse es muy placentera. Es conveniente tener en cuenta que si el pene es corto y se desea una penetración más profunda, la mujer debe cambiar la posición de sus piernas y abrazar la cintura del amante.

Ágata

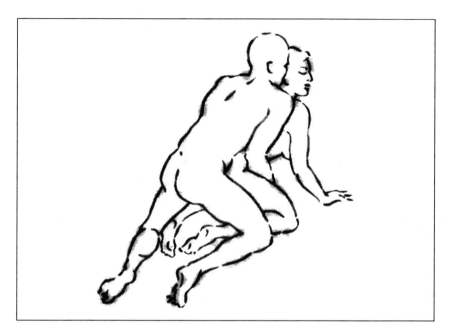

Ésta es una de las uniones preferidas de los hombres.

Éstos son sus movimientos:

1. Arrodillada y apoyada sobre las palmas, ella se sitúa a gatas con las piernas separadas.

2. El hombre también se arrodilla por detrás de su cuerpo abriendo bien las piernas para encerrar las nalgas femeninas entre las suyas y descansar todo el peso de su cuerpo sobre la espalda de la amante.

3. Ella siente el calor del excitante contacto; arquea la cintura y eleva las caderas para que sus cuerpos se unan de forma honda y recia.

4. Aunque es él quien domina la cadencia, acompaña los movimientos de su pareja, que empuja hacia atrás y rota sus caderas, incitándolo a que intensifique y acelere el ritmo de la cópula.

Si no se tiene experiencia, no resulta adecuada para practicar el coito anal, ya que la posición de la mujer no favorece una buena distensión del esfínter.

Lapislázuli

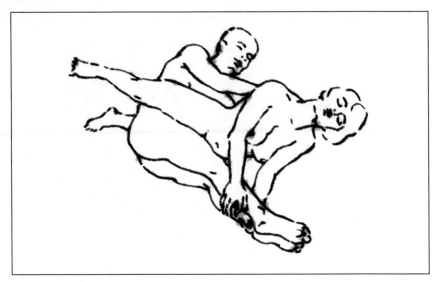

Para realizar esta postura hay que seguir estos pasos:

1. Ella está echada con el cuerpo apoyado sobre una cadera.

2. Él se sitúa por detrás, entre las piernas femeninas, adoptando la posición en cruz, con las piernas juntas.

3. El amante la sostiene por los hombros, mientras la mujer le sujeta los pies, para que puedan desplazarse al unísono, en una unión perfectamente sincronizada.

4. El pubis femenino recibe la fricción de los muslos de él que a la vez tiene a su alcance la espalda de su pareja; ella puede acariciarle las pantorrillas o rozar su piel con las uñas y transmitir así sus intensas sensaciones.

Esta unión da un placer intensísimo a hombres y mujeres por igual; pero no es adecuada si la relación es reciente, ya que requiere un cierto grado de confianza y complicidad, que solamente se consigue con el paso del tiempo.

Aventurina

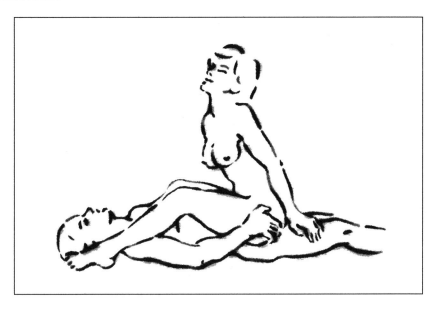

En esta postura:

1. Él está boca arriba con el cuerpo extendido y las piernas juntas, dejándole a la amante el dominio de los movimientos del coito, ya que ella está situada sobre su cuerpo, con las piernas levemente abiertas y los pies apoyados a los lados de la cabeza del hombre.

2. Ella lleva las manos hacia atrás y se afianza en los muslos masculinos, en tanto las de él la toman por las caderas, para impulsarla en el desplazamiento ascendente-descendente que irá trazando.

3. Los músculos de la vagina encierran el pene en un contacto pleno, por la breve apertura de las piernas femeninas, lo que aumenta enormemente las sensaciones eróticas.

En esta excitante posición que disfrutan ambos amantes, es posible practicar el coito anal, si previamente se ha lubricado y estimulado el recto para dilatarlo y así evitar posibles molestias o dolor.

Turquesa

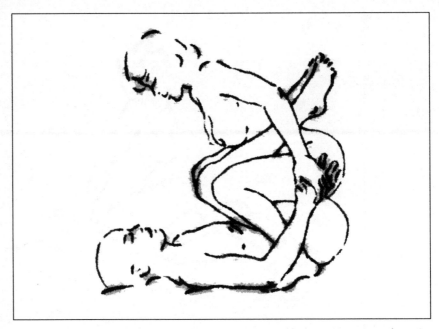

Esta postura puede ser especialmente sensual para hombre y mujer.

Éstos son sus pasos:

1. Él está tumbado boca arriba, con las piernas ligeramente abiertas y las rodillas flexionadas contra su pecho.

2. La amante se coloca entre sus piernas, y desciende hasta que él se desliza en su interior.

3. El pene crece en su vagina y el contacto es muy estrecho por la posición de los cuerpos.

4. Para que ambos lleven el compás a un tiempo, el hombre la sujeta por las nalgas y ella, a su vez, le toma las manos para afirmarse y desplazarse arriba y abajo, o moverse sensualmente hacia los lados.

5. Al principio, la cadencia es pausada, aunque la creciente excitación hace que la pareja vaya acelerándola.

6. La mayor libertad de movimientos que tiene la mujer le permite buscar distintos ángulos de penetración y aumentar las sensaciones.

Fusionar los cuerpos de esta manera es muy gratificante para ambos miembros de la pareja. Cuando se invierten los papeles que ellos adoptan habitualmente, hay un toque extra de morbo que duplica el disfrute.

Ojo de tigre

Esta posición es idónea para recrear una infinidad de juegos que estimulan los sentidos, lo que eleva las sensaciones al máximo hasta alcanzar el clímax.

Para ponerla en práctica, sigue los siguientes pasos:

1. Ambos de pie y cara a cara, los amantes unen sus cuerpos.

2. La mujer lo enlaza por la cintura con las piernas y él sujeta sus glúteos, para sostenerla firmemente y, a la vez, con un hábil movimiento del pubis consigue que se acoplen de forma natural.

3. Es el hombre quien controla el ritmo del coito, ya que, al sostenerla por las nalgas, puede acercarla para que la penetración sea más intensa, o alejarla y que el pene frote suavemente la vagina.

A los hombres les resulta particularmente satisfactoria esta postura que, además, es mucho más fácil de practicar si la suya es una complexión robusta o atlética y el cuerpo femenino es más menudo y estilizado.

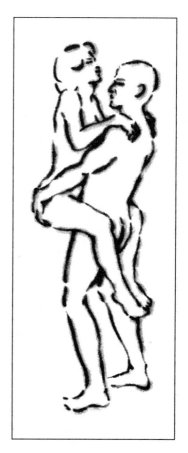

Diamante

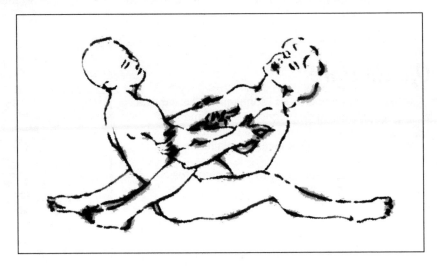

En esta posición el coito es lento e intenso, y la pareja disfruta mucho de ella; sin embargo, resulta casi imposible que la penetración sea muy profunda, aunque el miembro sea más largo de lo habitual.

Éstos son sus pasos:

1. Los amantes están sentados cara a cara; se toman mutuamente por los brazos y se aproximan, por lo que quedan las piernas de ella flexionadas a ambos lados del cuerpo masculino para que se produzca la penetración.

2. Sin dejar de sujetarse los brazos, van moviéndose con armonía, sincronizando sus cuerpos, que se desplazan rítmicamente con un suave balanceo de adelante hacia atrás y se apoyan en los talones. Estos movimientos transmiten sensuales estímulos a sus genitales, que se comunican de un cuerpo a otro. El roce entre las pelvis y el del pene en la vulva y el conducto vaginal es continuo.

Esta postura no es aconsejable para personas con sobrepeso o con baja forma física.

Esmeralda

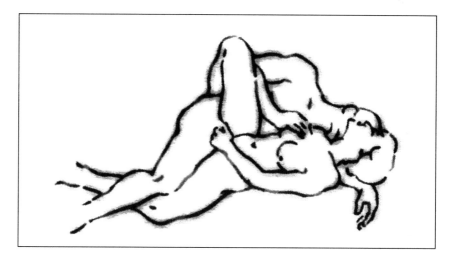

En esta postura:

1. Extendida de espaldas, la mujer apoya su cabeza sobre el brazo del hombre.

2. Luego eleva una pierna y la pasa por encima del muslo del hombre.

3. De ese modo, él puede penetrarla de lado, con lo que queda expuesto el clítoris y al alcance de la mujer o de su pareja, lo que permite estimularlo con sus dedos durante el coito.

Ésta es una posición ideal para conseguir una penetración profunda, ya que el pene se desliza fácilmente en el interior de la vagina, lubricada y dilatada por la estimulación clitórica. Asimismo, si así lo prefieren los amantes, es adecuada para practicar el coito anal.

Se trata de una de las posturas que ella prefiere por lo mucho que goza y hace gozar a su pareja, ya que realizando movimientos bruscos o suaves de sus nalgas contra el pubis masculino consigue que los envites del pene en el conducto vaginal sean muy profundos.

Capítulo 17

Juguetes eróticos

Los juguetes eróticos no son una invención de hoy. Fueron creados en el Lejano Oriente hace ya muchos siglos con la idea de satisfacer el placer femenino, pero más tarde su uso se fue extendiendo por todo el mundo hasta alcanzar también el ámbito masculino.

En este momento existe una nueva visión de la sexualidad enfocada desde lo lúdico: las mujeres han participado activamente en estos cambios para que el reparto del goce sea cada vez más equilibrado. Y los hombres han descubierto los beneficios del sexo compartido: relaciones más abiertas, más completas y más satisfactorias.

Por lo general, mujeres y hombres comienzan usándolos para estimularse estando a solas, y al descubrir sus posibilidades suelen proponer a sus parejas incorporarlos en las relaciones sexuales.

A medida que la demanda se fue incrementando, también aumentó la oferta, de modo que en la actualidad se cuenta con una gran variedad de juguetes que se exponen en los escaparates de las *boutiques* eróticas situadas en las calles más céntricas o en internet, que sugieren nuevos estímulos, plenos de frescura y espontaneidad y evitan que los amantes caigan en la rutina y la monotonía.

Aliados del autoerotismo masculino

A las habituales formas masculinas de masturbarse, basadas sobre todo en la manera de disponer y usar las manos para estimular el pene, con diverso grado de intensidad, puede añadirse una forma singular de estimulación: el empleo de una gran variedad de juguetes.

Estos objetos elevan enormemente el umbral del disfrute de los hombres y acrecienta en ellos la sensación de que están gozando de un coito auténtico.

Te señalo a continuación algunos de esos juguetes masculinos más interesantes:

✔ **Vaginas de silicona.** Es una de las creaciones más logradas en este ámbito. Los modelos incluyen la forma de los labios vulvares, y el canal vaginal es flexible, para que se adapte a la penetración. La zona interna está texturizada para que durante el movimiento reiterado de entrada y salida del pene la estimulación aumente con el roce.

✔ **Simuladores de anos.** Su forma es la de un cilindro un poco mayor que el miembro, para sujetarlos durante la masturbación.

✔ **Vulvas con clítoris y ano.** Síntesis de los dos juguetes anteriores, están también hechos de silicona; su singular característica es que recuerdan el tacto y la temperatura de la piel.

✔ **Torsos con senos femeninos modelados.** Su formato, suavidad y calidez son como los reales. Por lo general, las copas son de un tamaño suficiente como para que él pueda situar su pene entre ellas y masturbarse, rozándose con movimientos ascendentes y descendentes.

✔ **Huevo de gelatina.** Se trata de uno de los juguetes preferidos por los hombres para autoerotizarse. Tiene forma de huevo y está elaborado con un material suave y flexible, semejante a la gelatina, por lo que se adapta a distintas formas y tamaños del pene. Al penetrarlo, se multiplica la excitación porque la parte interna tiene diversas texturas: relieves, zonas acanaladas o telas de araña.

La higiene, un principio sagrado

Una vez que hayas usado los juguetes eróticos en solitario o compartidos con tu pareja, debes lavarlos con agua y gel de PH neutro, para eliminar fluidos y restos de lubricantes que pueden alterar el material, secarlos y guardarlos protegidos.

Es recomendable cubrirlos con condones, para prevenir posibles contagios de infecciones o enfermedades de transmisión sexual. Para facilitar la penetración del dildo, sin forzar o generar dolor, el mercado ofrece los lubricantes adecuados.

No conviene usar el mismo dildo para penetrar el conducto anal y el vaginal; tampoco es recomendable que en una relación sexual ambos amantes usen el mismo juguete, sin cambiar el preservativo.

En el caso específico de los dildos de *jelly*, si se utiliza cuando ella sufre alguna infección por bacterias o micosis, lo mejor es desecharlo y adquirir uno nuevo.

Creados para el disfrute de ellas

La variedad de juguetes eróticos creados para satisfacer el deseo sexual femenino es hoy muy completa; pero, además, constantemente se incorporan modelos novedosos, a cual más sofisticado. Al arte de intensificar las sensaciones de ella, se añade la posibilidad de elegir aquellos objetos que más respondan a los deseos individuales. Los hay realizados con materiales cuyas texturas excitan el sentido del tacto, de colores que estimulan la vista, con formas sugerentes, y hasta de diseño oriental, muy atractivos y originales, que suman una nota exótica que marca la diferencia.

Los dildos más usados son aquellos concebidos para estimular la vagina. Algunos semejan un pene real, con texturas que recuerdan desde la piel rugosa y elástica, con su textura característica, hasta las curvas y pliegues del glande o el relieve de las venas. Otros incluyen vibración de intensidad graduable y se manejan con un mando.

Entre los materiales más utilizados en su fabricación pueden citarse:

✔ El *jelly* o gelatina.

✔ La silicona.

✔ El látex.

Los dos primeros materiales son sumamente flexibles y asimilan la temperatura corporal, tanto externa como interna. Generalmente son hipoalergénicos. No así los de látex, que provocan reacciones alérgicas en algunas personas.

El tamaño de los dildos varía de 14 a 20 centímetros de largo y entre 3 y 5 centímetros de grosor.

Hay diseños con bases que reproducen el escroto y los testículos o con ventosas para adherirlos a cualquier superficie: son muy cómodos, ya que no hace falta usar las manos para la penetración. Además, existen modelos con aros de silicona o plástico, situados a lo largo del dildo, para que su relieve provoque estremecimientos variables.

Al lado de estos dildos realistas, hay otros modelos muy creativos. Algunos son labrados o tienen relieve, pueden ser muy finos, con curvaturas o de colores vivos, desde el negro hasta la transparencia total, pasando por una amplísima gama. La idea es que ofrezcan percepciones alejadas de las que se tienen con un pene real y que despierten las más sugerentes fantasías. Pueden utilizarse para simular una felación o estimular otras partes del propio cuerpo y también para incitar al amante, indicándole de manera sutil y sin palabras cuál es el estímulo que se desea.

Estremecerse de placer

Uno de los dildos más populares son los *vibradores*. Generalmente de pequeño tamaño, suelen usarse para erotizar el clítoris, pero recorrer con ellos la vulva, el perineo y el ano o estimularse los pezones y otras zonas sensitivas acrecienta la excitación.

El éxito de estos juguetes ha generado que la industria cobre alas y se hayan creado así diseños de vibradores con texturas y colores para todos los gustos:

✔ Del tamaño de un lápiz labial.

✔ En forma de conejitos, móvil, pingüinos, etc.

✔ Lenguas vibradoras de *jelly*, para disfrutar del cunnilingus.

Algunos son ajustables y se pueden llevar bajo la ropa interior. Su vibración es suave y genera un grato cosquilleo que mantiene una excitación constante. Esa sensación se acrecienta porque aunque estén rodeadas de personas sólo ellas conocen su "secreto".

PARA MUJERES

De origen oriental

Las bolas chinas son dos esferas, con un diámetro de entre 0,5 y casi 3 centímetros que van ensartadas en un hilo o cordón. Estimulan internamente la vagina y hay modelos con efecto vibrador.

También de inspiración oriental son las perlas tailandesas, generalmente entre tres y cinco, aunque pueden llegar a ser diez; van enhebradas en un cordón y son pequeñas y de diversos colores. Se introducen en el ano, una a una, y ayudan a que éste se dilate, lo que crea en las mujeres al moverse una intensa excitación.

Los materiales con que se fabrican las bolas chinas suelen ser látex, madera o metal, en texturas variables al tacto: lisas o de rugosidad diversa.

Una de las versiones más sofisticadas consiste en diez bolas de *jelly* flexible, para estimularse analmente en soledad o en pareja.

Hay modelos que se ponen como un tanga o un arnés, con cintas elásticas que se sujetan a las piernas. Uno de los que tiene más demanda es el vibrador de silicona, por lo general en forma de mariposa, que se coloca sobre la vulva. Pero la creatividad de los diseñadores no se detiene ahí: una mariposa, por ejemplo, puede convertirse en una estrella de mar que estimula la vulva y el clítoris.

Normalmente, las vibraciones tienen entre cuatro y ocho grados y algunos llevan mando a distancia. Por lo general, son vibradores suaves que prolongan la meseta de excitación durante su funcionamiento.

Usando la misma sujeción que las "mariposas", los vibradores de silicona pueden mantenerse dentro del conducto vaginal, cambiando la estimulación sin que se advierta.

Anillos vibradores

Entre los objetos eróticos más utilizados por las parejas están los anillos vibradores. Son aros de silicona que se colocan en la base del pene. La gama de diseños es muy amplia: algunos son lisos, otros tienen pinchos, contorno serrados o pequeñas bolas.

Estas texturas generan estimulantes sensaciones. Funcionan con una batería que emite efectos vibrátiles en oleadas suaves y constantes sobre el clítoris, extendiendo las vibraciones en el tronco del pene a la vez que contribuyen a mantener la erección. Al combinarse con los movimientos del coito, el placer se multiplica y crece la complicidad entre los amantes.

Dildos anales

Algunos están diseñados especialmente para la penetración anal femenina y masculina, con una longitud y un diámetro que se adapta perfectamente a ese conducto; la punta, a su vez, no tiene forma de glande para poder introducirlos sin producir molestias.

Para quienes deseen iniciarse en esta práctica los hay con forma de cilindro liso y fino, que facilita la penetración. Cuando ya se tiene experiencia, las percepciones se amplían con modelos de diversos relieves que intensifican el disfrute, porque alternan partes finas y gruesas, que rozan con mayor o menor intensidad. Una de las ventajas de éstos es que el dildo se mantiene en el interior y el movimiento reflejo del esfínter no lo expulsa mientras se comparten los juegos con otras incitaciones eróticas; el mismo efecto se consigue con diseños menos realistas, en forma de conos de punta más fina que se va engrosando hacia la base.

Un modelo de dildo anal es el *plug,* semejante a un tapón de poca longitud, que crece en grosor desde la punta hasta la base. Se usa para disfrutar de la penetración, mantenerlo dentro del ano y prolongar las sensaciones. También sirve como dilatador del esfínter antes de practicar el coito anal.

En solitario o en compañía

Todos los juguetes eróticos pueden ser utilizados por el hombre y la mujer individualmente o compartirlos cuando estén juntos, incluso los que están diseñados pensando, en primer lugar, en la anatomía sexual masculina o la femenina. Al incorporarlos a las relaciones sexuales, es posible que uno de ellos goce viendo cómo se estimula el otro; también sirven para dejar volar la imaginación y convertir una relación sexual en un trío. Las posibilidades son infinitas, tantas como deseen los amantes.

Otros objetos estimulantes

La industria de los juguetes eróticos es cada vez más creativa y variada, de modo que es posible conseguir desde plumas que acarician suavemente hasta esposas para practicar la sumisión.

Para gozar en pareja o en solitario han sido pensados los guantes y dedos de silicona, *jelly* o plástico, con efectos vibrátiles y diversas texturas que al contacto con la piel de los puntos erógenos o de los genitales provocan estímulos apasionantes.

En el modelo del dedo que vibra a una velocidad que el movimiento continuado de un ser humano jamás podría alcanzar, el efecto es más eficaz si su acción se centra en zonas altamente reactivas como el clítoris, los senos, las orejas, el cuello, la espina dorsal, los orificios anal y vaginal, el escroto y el perineo. Son muy fáciles de poner y sacar; de modo que pueden usarse durante ciertos momentos y luego continuar sin ellos o viceversa.

Parte V
Los decálogos

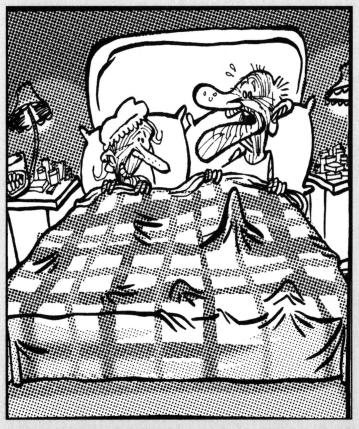

—¡CREO QUE LA PASTILLA QUE ACABO DE TOMAR
NO ERA LA DE LA TENSIÓN!

En esta parte...

Ha llegado la hora de los decálogos, ya sabes, esa parte que en la colección *Para Dummies* se dedica a listas de diez cosas de extraordinario interés. Y en un libro sobre erotismo y sexualidad, ¿qué mejor que responder a algunas de las cuestiones que más preocupan a ellos y a ellas? Preguntas como el tamaño del pene o sobre el orgasmo vaginal... Pues eso es lo que encontrarás en las páginas que siguen, en las que también voy a desmontar algunos mitos sin fundamento científico, pero, aun así, firmemente instalados en la imaginería popular. Asimismo, encontrarás comentarios sobre diez trastornos sexuales comunes que, en el caso que se den, conviene tratar. Y para acabar, he pensado en algo más sugerente: diez poemas eróticos de la literatura universal, que incluye uno del Kama-sutra, que espero que os sirvan de inspiración a ti y a tu pareja.

Capítulo 18

Diez preguntas frecuentes que se hacen ellos

Los hombres de todas las edades siguen haciéndose las mismas preguntas que en otros tiempos, en relación con su propia sexualidad y con la de sus parejas. Es curioso que el erotismo continúe siendo un misterio en una época en la que el acceso a la información es tan sencillo a través de la televisión, la radio, los periódicos, las revistas, los libros de orientación sexual, internet y diversas fuentes. Tal vez sean necesarias muchas décadas para tener la mente abierta y se pueda desechar la información errónea que pone obstáculos a una vivencia normal del sexo.

Las diez preguntas que expongo aquí son las más frecuentes que me han hecho a través de mi pagina web (www.aliciagallotti.com).

¿Es posible ser heterosexual y al mismo tiempo bisexual?

Éste es un tema que angustia mucho a los hombres y no tiene por qué, ya que la mayoría, durante la adolescencia, ha tenido algún tipo de experiencia homosexual de diversa intensidad, y eso no impide que en determinados momentos se decidan claramente por una u otra opción.

No necesariamente está siempre tan clara la orientación sexual a lo largo de toda la vida y lo mejor es seguir nuestros instintos libremente, con naturalidad y sin reparos. En esencia, todos somos bisexuales en potencia, pero por razones culturales y sociales nos vemos inconscientemente obligados a escoger.

¿El tamaño del pene es proporcional a la altura?

No se puede hablar en términos de proporcionalidad en este caso, ya que el tamaño del pene no guarda ninguna relación ni con la altura, ni con el peso o corpulencia de un hombre. Algunos muy altos y robustos tienen miembros pequeños, delgados y finos, o a la inversa. Pero es importante que dejes de pensar en esos términos, y aceptes de una vez por todas que para ser un buen amante, sentir y dar placer sexual, el tamaño de los genitales es un factor absolutamente secundario.

Excitarse pero no eyacular, ¿genera trastornos?

Si eso ocurre no pasa nada raro ni perjudicial, ya que los espermatozoides se desintegran y son reabsorbidos por el organismo sin ningún problema para la salud. Es conveniente saber que son muchos los hombres que por una razón u otra, en alguna ocasión o en varias —ya sea por causas físicas o psíquicas—, al llegar al orgasmo no eyaculan, pero no por ello sufren ningún trastorno.

Si estoy agotado, ¿puedo fallar?

Si yo estuviera en tu lugar, no tendría ningún miedo, sino que lo intentaría, ya que el propio cansancio físico invita a relajarse para eliminar tensiones. Lo más probable es que si le pides a ella que te haga un buen masaje, en el que alterne las técnicas de relajación y al mismo tiempo estimule tus zonas erógenas, verás que el tratamiento combinado actúa como el más potente afrodisíaco.

Cuando alguien se siente agotado, además, las caricias le llegan como un bálsamo y las recibe desde un estado especial, como cuando te miman y estás medio dormido. Basta con decidirte a hacerlo y sabrás si éste es tu caso.

¿Cuál es la mejor posición para el sexo anal?

Generalmente, la mejor y la más natural para que el ano esté al alcance del pene y se facilite la penetración es aquella en la que mujer se pone a gatas y ofrece las nalgas para que el amante pueda penetrarla de pie o de rodillas, acoplándose desde atrás. Es lo que se conoce popularmente como la postura del "perrito".

¿Quién debe tomar la iniciativa en las relaciones sexuales?

En realidad es indistinto y depende de cada pareja; a algunos hombres les gusta que sea ella la que tome la iniciativa y lleve luego el mando, y a otros esto no les gusta en absoluto y sienten más reafirmada su virilidad cuando son ellos los que asumen el papel activo. Y por último, hay amantes entre los que de modo natural y alternativamente es uno u otro el que, si le apetece, comienza a estimular al compañero. Así que es muy sencillo: como no hay reglas, tú y tu amante podéis establecer las vuestras.

¿El coito durante el embarazo puede perjudicar al bebé?

Puedes estar seguro de que al bebé no le ocurrirá nada, si se trata de un embarazo normal, tanto si la penetración es vaginal como si es anal.

En cambio, puede traer complicaciones en los llamados "embarazos de riesgo" o que presenten algún problema; pero de ser así, el médico lo advertirá claramente, e indicará si es conveniente o no tener relaciones sexuales con penetración.

Es posible que estando embarazada ella note que sus orgasmos cambian en intensidad o nota distintas sensaciones durante el clímax. No hay que preocuparse, es habitual.

¿Los masturbadores pueden dañar la piel del pene?

Como en todos los juguetes es conveniente seguir las instrucciones y luego tomar alguna precaución. La mayoría de los masturbadores para hombres que imitan el órgano sexual femenino, el ano o la boca —también hay con forma de huevo—, están hechos con materiales blandos y flexibles, aunque son estrechos porque la "magia" de la estimulación masturbatoria está justamente en el contacto y en el roce.

Por esta razón es conveniente dilatar la silicona un poco con los dedos y cubrir el pene con un lubricante para evitar que el roce seco sobre la piel provoque excoriaciones. Aunque la penetración pierda morbo, porque el pene se desliza fácilmente, sin presión, el placer estará compensado con las pequeñas puntas, rugosidades o bolas del interior de estos juguetes, dispuestos para provocar estimulantes sensaciones en el tronco y el glande, sin lesionarlos.

¿Quién goza más, el hombre o la mujer?

El disfrute no tiene nada que ver con el género al que se pertenezca, sino con sus características personales; hay mujeres que gozan mucho y hombres que también lo hacen, y lo mismo ocurre al revés: hay hombres o mujeres que disfrutan menos. Pero lo más importante es que no existe ninguna cualidad especial que los diferencie en este aspecto.

¿Se puede eyacular con el pene flácido?

Sí, por supuesto. El mecanismo por el que se produce la erección es que, al fluir sangre hacia el tejido esponjoso del pene, éste aumenta de tamaño y se eleva por su condición eréctil, a la vez que la tensión muscular lo endurece; en cambio, la eyaculación es la expulsión de semen por la uretra. Dos fases que no necesariamente dependen una de la otra ni están directamente ligadas entre sí.

Capítulo 19

Las diez preguntas más frecuentes de ellas

● ●

En este capítulo

▶ Consultas habituales en torno a la sexualidad femenina

▶ Consejos para que disfrutes más junto con tu amante

● ●

Sobre la sexualidad femenina siempre se ha extendido un velo de prejuicios y barreras para impedir que ellas pudieran disfrutar tan libremente como los hombres.

Pero esta tendencia ha cambiado en las últimas décadas, y por fin ellas se atreven a preguntar con naturalidad, consultan en diversos medios y a profesionales especializados en sexología, para saber todo lo que desean sobre el erotismo: éste supone un gran paso adelante para gozar al máximo, sin temores, con total espontaneidad y con la seguridad que ofrece disponer de información correcta.

He respondido muchas veces a estas mismas preguntas, aunque hechas a través de mi pagina web (www.aliciagallotti.com).

¿Cómo hacerlo gozar al máximo?

No es tanto lo que hagas, sino cómo lo hagas; el gran secreto de lo que a ellos más les excita es que la mujer se comporte de manera natural, sin inhibiciones, expresándole claramente el placer que siente tanto al estimular como al ser estimulada por él. Nunca evites o contengas tus reacciones: si sientes deseos de gritar, gemir, expresarle abiertamente lo que sientes o incluso decir palabras obscenas, no te reprimas.

Nunca he tenido un orgasmo vaginal, ¿cómo conseguirlo?

Un error o una falsa idea sumamente común, además de muy extendida, es la diferenciación que se hace entre orgasmo clitórico y vaginal. En ambos casos es la estimulación del clítoris la que provoca el clímax, de manera que cuando se habla de orgasmo no hace falta añadir ninguna especificación: sólo hay uno.

¿Es malo fantasear con otra mujer?

El hecho de que una mujer fantasee con que disfruta con otra es bastante corriente y nada hay en ello de antinatural. Sin embargo, suele generar dudas y culpa en la mayoría de ellas. Las primeras se centran fundamentalmente en si no será que su verdadera orientación sexual es el lesbianismo, lo que crea sentimientos conflictivos. Asimismo, los motivos de culpabilidad rondan diversas cuestiones tales como si se está siendo infiel al hombre con el que se mantienen relaciones. Esto es producto de la educación restrictiva que se ha recibido de progenitores y maestros, que ven con malos ojos y reprimen la homosexualidad de ambos sexos.

¿Puedo quedar embarazada si estoy con la regla?

Si mantienes relaciones sexuales con penetración, evidentemente; eso suele ocurrir. En primer lugar, porque también durante los días de la menstruación los ovarios producen óvulos maduros, que pueden ser fecundados durante el coito, si no se está utilizando algún método anticonceptivo. Pero además, investigaciones recientes han demostrado que la vida de los óvulos y los espermatozoides es más prolongada de lo que antes se creía, de tal modo que es posible que queden óvulos del período de ovulación de cualquier momento del ciclo y también que el potencial fértil de los espermatozoides se mantenga durante varios días después de la regla, y fecunden los nuevos óvulos que liberen los ovarios, una vez acabada la menstruación.

Si tomo la píldora y vomito, ¿puede que no me haga efecto?

Sí, porque corres el riesgo de eliminar la última pastilla, si vomitas cuando no ha pasado demasiado tiempo desde que la tomaste, y en ese caso no hará efecto; es igual que si te hubieras saltado u olvidado una toma. Para no correr riesgos debes seguir tomando la píldora y tener relaciones sexuales con preservativo hasta la próxima regla.

¿Por qué me duele cuando él me acaricia el clítoris?

Muchos hombres, ya sea por su poca experiencia o porque sus parejas no los orientan sobre cómo desean ser acariciadas, tienen tendencia a hacerlo como lo hacen con sus propios genitales; es decir, con movimientos bruscos, frotaciones intensas y, aun sin quererlo, provocan dolor o sensaciones completamente opuestas a las que persiguen. El clítoris debe ser estimulado con suavidad, con los movimientos y la cadencia que cada una de ellas prefiera; a algunas les da más placer la estimulación circular; a otras, los roces de arriba hacia abajo, y muchas más singularidades, de acuerdo con cómo vive el erotismo cada mujer. De manera que tienes que atreverte a decirle exactamente cómo quieres que te acaricie y, si hace falta, mostrarle cómo lo haces tú cuando te masturbas. Ganaréis los dos en placer y vuestra relación también se verá beneficiada.

Si disfruto con un vibrador, ¿no podré gozar con mi amante?

Las prácticas sexuales son innumerables y todas son complementarias, de modo que buscar el placer en solitario y en pareja no tiene por qué ser excluyente. Disfrutar de la autosatisfacción tiene connotaciones y efectos muy distintos a los que se alcanzan entre amantes. Masturbarse permite conocerse mejor y descubrir zonas y sensaciones que luego se pueden trasladar a las relaciones sexuales con el compañero. Toda práctica que mantenga viva y activa la libido contribuirá a una vida erótica más rica.

¿Tragar el semen puede ser perjudicial para mí?

Sin duda, puede ser una vía de contagio, en el caso de que tu amante haya contraído una enfermedad de transmisión sexual (ETS), sobre todo sida. De manera que si no se tiene una absoluta seguridad sobre esto, es mejor no tragarlo. Es más, incluso mantenerlo dentro de la cavidad bucal unos instantes puede provocar la transmisión del VIH, en caso de que haya alguna llaga o herida.

Si tu pareja realiza sus análisis anualmente y sabe que está libre de ETS no corres ningún riesgo al tragarlo.

¿Cómo le digo que me haga un cunnilingus?

Éste es un tema de comunicación y confianza, por eso lo más conveniente es que comiences insinuándoselo a tu amante cuando tengáis sexo y, si no se da por aludido, expreses tu deseo abiertamente. Sean cuales sean los motivos por los que tu pareja no desea practicar el cunnilingus, seguramente podréis encontrar alguna solución intermedia que os satisfaga a los dos; entretanto, aprueba toda aproximación que él realice en ese sentido, y demuéstrale claramente el placer que te hace sentir: eso lo alentará.

¿Es raro que yo disfrute del sexo anal aunque mis amigas no?

Es probable que tus amigas estén influidas por ideas religiosas que consideran el sexo anal como algo antinatural porque no conduce a la procreación, o por otro tipo de prejuicios que han hecho de esta práctica una limitación difícil de superar para algunas mujeres.

Pero como tú has aprendido, por tu propia experiencia, ya ves lo equivocadas que están. Partiendo de la seguridad de que no eres rara en absoluto, debes decidir si es conveniente comentarles tus vivencias personales y sacarlas de su error, o mantener la actitud que has tenido hasta ahora, si te parece que ellas no están preparadas para recibir esta información. Ésa es una elección personal y eres tú quien debe decidirlo.

Capítulo 20

Diez mitos populares

. . . .

En este capítulo

▷ Deja a un lado los prejuicios para disfrutar del sexo

▷ No te reprimas por culpa de la mitología popular

▷ Mentiras y falsedades que te alejan del goce erótico

. . . .

A diferencia del Kama-sutra, que asocia la sexualidad a la esfera espiritual, a lo largo de la historia, otras diversas religiones han limitado el disfrute, convirtiendo en verdades numerosas ideas falsas que aún hoy perviven en nuestra sociedad.

Esos mitos son los responsables de que muchas veces los amantes se alejen del camino del goce y vean su placer reducido, además de impedir que crezcan en sus relaciones. Estos objetivos solamente se consiguen con una actitud libre, a través del diálogo sin tapujos, de experimentar y ascender a través de la experiencia personal y la compartida, por cada nuevo peldaño que conduzca a la vivencia más gozosa.

El sexo perfecto probablemente no existe. Lo importante es que te lances a la búsqueda de nuevas experiencias, para que tu sexualidad no se vea empobrecida, por atender a decadentes reglas sociales. Se trata de que construyas tus propios valores y de que imperen tus propias normas y las de tu pareja. Apartar las prohibiciones, la censura, derribar las barreras y no hacer caso de las "verdades absolutas" es lo erótica y mentalmente más saludable.

No es cuestión de tamaño

Acerca del pene se cuentan una gran cantidad de historias, basadas en ideas incorrectas, que prácticamente podrían denominarse "leyendas". A ello indudablemente ha contribuido y lo sigue haciendo la opinión generalizada de que un pene grande es motivo de orgullo. Este concepto se ha mitificado por encima de cualquier otro rasgo físico del hombre, de modo que muchos sienten inseguridad si sus genitales son pequeños.

Es preciso aclarar que las ideas de que el mayor tamaño o determinada forma de estos órganos mejoran la sexualidad son absolutamente falsas. Y es fundamental desterrar los mitos que abruman a quienes se sienten inseguros o acomplejados por las dimensiones de sus genitales.

Otras invenciones sobre los hombres

Entre las muchas creencias erróneas sobre la sexualidad masculina, una bastante común es la de pensar que un hombre sexualmente activo puede llegar a quedarse sin esperma. Este mito inhibe a un número bastante importante de hombres, que evitan mantener todas las relaciones sexuales que les apetecería creyendo que en el futuro no podrán tener hijos.

En realidad, a partir de la pubertad y hasta la vejez, tus testículos producen millones de espermatozoides que, junto al líquido seminal, constituyen el esperma que emites durante el orgasmo. La máxima cantidad de espermatozoides se calcula en unos 500 millones. En cada eyaculación, expulsas con el semen únicamente entre 200 y 300 millones de ellos: nunca los agotas enteramente.

Ni más ni menos sexo que ellas

Una falacia que algunas personas sostienen como si fuera una certeza absoluta es la que afirma que los hombres necesitan practicar más sexo que las mujeres. ¡Ése es uno de los muchos mitos que se deben desterrar! Nada más ajeno a la naturaleza y a la realidad. Hay hombres que se sienten satisfechos con un encuentro erótico muy de vez en cuando y otros cuyo deseo no conoce límites; y, por supuesto, algunas mujeres necesitan sexo varias veces al día y otras notan su libido inhibida durante largos períodos.

Prejuicios sobre la homosexualidad

Es muy corriente que los hombres heterosexuales, cuando tienen un sueño erótico o una fantasía en los que el protagonista es de su mismo sexo, sientan el temor de que eso esté indicando que en realidad su orientación es homosexual. Esta falacia tiene su origen en interpretaciones populares, sin ningún fundamento. Lo que ocurre es que la imaginación es irrefrenable, las fantasías pertenecen al ámbito de la intimidad y, generalmente, no son reveladoras de una homosexualidad latente.

En cambio, soñar libremente es muy saludable, ya que la sexualidad de todas las personas incluye rasgos masculinos y femeninos, en distinto grado de predominancia.

Conceptos erróneos sobre las mujeres

Aún hoy al hablar de sexualidad femenina se sigue afirmando que las mujeres necesitan estar enamoradas para practicar sexo. Y les niegan rotundamente la posibilidad de hacerlo sólo por atracción física, lo que hace que muchas mujeres se sientan culpables. Estas ideas siguen el concepto tradicional que impide a la mujer vivir libremente su sexualidad por el puro placer de hacerlo, al igual que desde siempre lo han hecho los hombres.

Es totalmente legítimo tener relaciones sexuales por pura atracción sin que se impliquen los sentimientos, ya que el sexo es una necesidad natural que debe ser satisfecha; tanto si va acompañada de amor como si no, no es censurable.

El tamaño de los senos no influye

Un mito muy extendido es que las mujeres de pechos grandes son más ardientes sexualmente que aquellas que los tienen pequeños. Ésta es una idea absolutamente fantasiosa, sin ningún asidero en la realidad o en la biología. La intensidad de la respuesta sexual femenina está relacionada con diversos factores, tanto físicos como psicológicos: entre los primeros está, por ejemplo, su sistema hormonal y, entre los segundos, su grado de desinhibición, su apertura mental hacia el universo erótico, lo mucho que la excita alguien, y otros variados motivos. Los senos, ya sean grandes o pequeños, si están bien estimulados, forman parte de la respuesta sexual, sin que su tamaño, al igual que su forma, influya en absoluto.

Ideas arcaicas sobre la virginidad

Todavía hay personas que creen que la pérdida de la virginidad femenina queda demostrada si las sábanas se manchan de sangre la primera vez que practican el sexo. Tanto lo creen que, muchas veces, los hombres piensan que ella ha mentido si no sangra. Esta situación puede crear desconfianza y recelo, si no se tiene la información adecuada: lo que sangra al ser desgarrado en la primera penetración sexual es el himen, pero ésta es una membrana muy frágil que puede rasgarse por algo tan sencillo y habitual como un movimiento gimnástico brusco o montando en bicicleta. Por otra parte, el tejido del himen, en algunas mujeres, es muy elástico, de modo que jamás consigue romperse con la penetración a lo largo de toda la vida y, por lo tanto, ellas no sangran la primera vez, e incluso no les duele, sino que sólo sienten un leve escozor.

Ninfomanía

¡Cuántas adolescentes, mujeres jóvenes y adultas han vivido con angustia el sentirse atraídas por más de un hombre a la vez! Pero ¿existe realmente la ninfomanía? Porque lo cierto es que se trata de una calificación que, a lo largo de los siglos, ha sido esgrimida como acusación desde los sectores más retrógrados para reprimir la sexualidad femenina, en un tiempo afortunadamente pasado.

En ciertos períodos de la vida, sobre todo en la juventud, pero también en otros, una mujer puede sentir atracción erótica por más de una persona a la vez, lo que suele desaparecer al cabo de un tiempo, y si no es así, tampoco es algo fuera de lo común.

El orgasmo es único

Todavía hay muchos hombres y mujeres que creen que los mejores orgasmos femeninos son los que se alcanzan en el coito, porque les cuesta aceptar que el clímax femenino se produce por la estimulación del clítoris, ya sea manualmente o por fricción o presión de los cuerpos. Durante la cópula, el pene puede rozarlo, aunque de manera muy suave, lo que generalmente no es suficiente para provocar el clímax. O sea, que sólo los embates del coito no suelen ser suficientes.

Falsedades sobre el sexo oral

El sexo oral es una de las prácticas sexuales que más trabas, inhibiciones y prejuicios desata. Por lo general, lo que hay detrás del rechazo es la convicción de que la zona genital es una parte "sucia" del cuerpo, que puede contaminar a alguien si entra en contacto con su boca. Incluso entre las personas que nunca lo han probado o que lo han hecho sólo por complacer a sus amantes, despierta resistencia, porque sienten una cierta repugnancia por los aromas o sabores de los genitales y sus secreciones. No obstante, la pasión suele imponerse a los prejuicios culturales.

 En tu cuerpo, ya seas hombre o mujer, no hay zonas limpias o sucias, puras o impuras. Tan "nobles" son tus manos como tu vagina o tu pene, que son parte de ti.

Capítulo 21

Diez trastornos sexuales comunes

*L*a sexualidad está estrechamente relacionada con la salud física y psicológica de las personas, ya que ciertos trastornos influyen directamente en ella y muchas veces impiden disfrutar con plenitud del erotismo.

En el caso de que aparezcan molestias, dolores u otros síntomas, es importante averiguar sus causas, para no preocuparse si es algo pasajero o, por el contrario, para reconocer cuándo es preciso consultar con un especialista que pueda indicarnos cómo tratarlos adecuadamente.

El primer paso es descartar que los problemas tengan origen físico, que suelen ser los más frecuentes y a su vez los más sencillos de diagnosticar y de tratar. En cambio, si se ha descartado que las dolencias no son de origen fisiológico, habrá que buscar las causas en la esfera mental y consultar con un psicólogo o un sexólogo.

La mayoría de las personas son especialmente sensibles al estrés, al cansancio o a la ansiedad, y suelen tender a trasladarlos a las relaciones sexuales en pareja, lo que puede terminar convirtiéndose en un verdadero obstáculo para gozar sana y naturalmente.

Erección irregular

Puesto que el sexo está profundamente vinculado a todos los aspectos de la vida, cuando algo no va bien en el aspecto físico o emocional de un hombre puede disminuir su deseo y, en consecuencia, tener dificultad para mantener la erección, lo que se conoce popularmente como "gatillazo". Es decir, que en alguna ocasión, eventualmente, no consiga una erección o ésta no sea suficientemente satisfactoria aunque se sienta excitado.

No obstante, si no es circunstancial y comienza a suceder con frecuencia y regularmente durante mucho tiempo, es preciso prestarle atención y averiguar las causas que la originan mediante la consulta a un especialista

La impotencia

Se trata de la imposibilidad de que el pene se endurezca, lo que dificulta o impide la penetración. Puede ser temporal o absoluta. La impotencia temporal a veces se debe a una mala experiencia o a alguna frustración, que provoca inseguridad o "miedo al fallo". A eso suele sumarse el temor añadido a que se repita; y todo ello contribuye a que la erección no se produzca. La absoluta es cuando en lugar de episodios aislados no se produce la erección en ninguna situación.

Constantemente se investigan nuevas técnicas y terapias para tratar la impotencia. Los métodos quirúrgicos no son los más recomendables, ya que sus resultados no suelen ser los esperados. Sin embargo, las soluciones farmacológicas resuelven mejor esta disfunción.

Eyaculación precoz

En ocasiones, los hombres pasan desde el punto máximo de excitación a la inevitable descarga de semen, sin transición; es la llamada eyaculación precoz. Es decir, cuando no se puede controlar y mantener la sensación orgásmica hasta que se decida voluntariamente dejarse llevar. No obstante, es preciso tener en cuenta que la eyaculación es un acto reflejo, no se produce a voluntad; una vez se ha iniciado no es posible detenerla. Sin embargo, se puede controlar y retrasar mediante ciertas técnicas y algunos sencillos ejercicios.

Presionar con dos o tres dedos la base del pene para retrasar la descarga seminal, técnica llamada *coito sajón*, antaño utilizada como anticonceptivo natural, hoy sólo se emplea para prolongar el momento eyaculatorio.

Falta de eyaculación

Las dificultades o la imposibilidad de alcanzar el orgasmo y, por lo tanto, de eyacular, al igual que otros trastornos sexuales, puede tener orígenes físicos en algunos casos y psicológicos en otros.

Si se trata del primer caso, habitualmente ocurre en hombres operados de colon o de próstata. También pueden padecerla los que sufren de enfermedades del aparato circulatorio, sobre todo hipertensión. A veces, es la medicación que se receta para aliviar estas dolencias la causa del problema, debido a sus efectos indeseados, entre los que en ocasiones se incluye la inhibición de la libido.

El segundo grupo de causas tiene su origen en las estructuras psicológicas de la persona en cuestión. Para tratarlo hay que recurrir a la ayuda de un psicoterapeuta profesional o de un sexólogo.

Trastornos de la próstata

La glándula prostática no suele dar problemas, salvo infecciones leves entre los veinte y los cuarenta años, que se denominan *prostatitis*. No son graves pero sí molestas, porque causan dolor, problemas al orinar, al tener relaciones sexuales e incluso de fertilidad. Hay cuatro tipos de prostatitis: bacteriana aguda o infecciosa y bacteriana crónica, que se dan en un 5 % de los hombres, mientras que en un 64 % son no bacterianas, y un 31 % padecen la dolencia conocida como prostatodinia, todas ellas benignas.

Después de los cuarenta años lo mejor es visitar a un médico que controle si la próstata crece. Si esto sucede, no necesariamente es maligno; suele tratarse de hiperplasia prostática benigna o HPB, generada por la hormona masculina llamada andrógeno.

Anorgasmia

Se llama así al trastorno que impide a las mujeres alcanzar el clímax o conseguirlo sólo algunas veces y con dificultad. Es corriente y se suele diferenciar en tres tipos.

Si nunca has tenido un orgasmo, es primaria; si los has tenido pero durante un tiempo no lo consigues, es secundaria, y, finalmente, es situacional cuando sólo te ocurre en circunstancias puntuales, como alguna vez al masturbarte o durante el coito, por ejemplo. También debe distinguirse entre las mujeres que no sienten ningún placer, y otras que gozan sexualmente, pero su disfrute no culmina en orgasmo. Afortunadamente, en la actualidad este problema tiene solución en el 80 % de los casos, con ayuda médica o psicológica.

Vaginismo

El acto reflejo que produce una contracción automática de los músculos vaginales ante la penetración, cuando lo normal es que se distiendan, se denomina *vaginismo*. La contracción es variable y va de un leve estrechamiento hasta el bloqueo total del canal vaginal. En el primer caso crea dolor y, en el segundo, imposibilidad de penetración, aunque ella esté excitada y goce.

Es recomendable consultar a un ginecólogo para determinar si hay trastornos pelvianos y también para disipar la desconfianza de la pareja, ya que el especialista comprobará si también hay contracción cuando se introduce un dedo en la vagina durante la consulta; y, por tanto, no es querer evitar el coito, sino un reflejo incontrolable.

Ausencia de deseo

Este problema pueden tenerlo hombres y mujeres por igual, en algún momento de sus vidas o al mantener una determinada relación sexual. El hastío que se produce por las relaciones monótonas es su causa más frecuente, y la llave de la solución está en manos de la pareja, que debe enfrentarse a ello dialogando francamente para resolver y modificar la situación. Es preciso que ejerzan sus dotes imaginativas e introduzcan juegos renovados en sus relaciones eróticas, para que vuelvan a despertarse en ellos altas cotas de deseo y sentir un renovado interés por el sexo.

En ambos sexos, un descenso de la libido puede deberse a causas biológicas, tales como disfunción hormonal, problemas orgánicos o al consumo inadecuado de fármacos, alcohol o a los efectos secundarios de las drogas.

Dispareunia o coito doloroso

La sensación de dolor, ardor o escozor en la vulva o en el conducto vaginal durante la penetración y el coito, ya sea ocasional o permanente, se conoce como *dispareunia*. Por lo general, la motiva una insuficiente lubricación de la vagina, debida a poca producción hormonal o el uso de desodorantes íntimos, aunque también pueden provocarla infecciones vaginales, malformaciones, cicatrices de partos y cesáreas, o enfermedades como la diabetes.

El estrés o las tensiones que sufren las mujeres también generan la tendencia a la retracción de la vagina y lubricación pobre, así como el temor de que un pene de gran tamaño les cause dolor al penetrarlas, por lo que, involuntariamente, contraen los músculos vaginales.

Micosis

Éste es el nombre genérico que engloba a todas las enfermedades vaginales provocadas por hongos, no suelen ser graves pero sí muy molestas: entre ellas están la candidiasis, la tricomoniasis o la clamidiasis.

Para hacer un diagnóstico correcto y tratarlas eficazmente, es fundamental que el ginecólogo haga un cultivo o una observación microscópica de una muestra de flujo o del tejido afectado. Así sabrá qué hongo ha producido la infección. Por lo general, los antibióticos fungicidas las combaten adecuadamente.

Es muy importante esmerarse al máximo en la higiene, tanto genital como la de las prendas íntimas, así como de las sábanas y toallas que se utilicen, desinfectarlas a conciencia y evitar compartirlas.

Capítulo 22

Diez poemas eróticos de todos los tiempos

*E*l erotismo y la sexualidad han estado asociados a los intereses personales y sociales de los seres humanos desde los tiempos más remotos, y así sigue siendo en la actualidad. La literatura y, en especial, la poesía no son una excepción, aunque son muchas las épocas en que obras eróticas en prosa o en verso se han visto relegadas e incluso prohibidas por la censura.

Pero dada la energía vital del sexo, como núcleo central de la existencia, eso no ha conseguido evitar que poetas de distintas épocas volcaran en sus escritos, a través de las más bellas metáforas o de manera explícita, sus pasiones amorosas.

La fuerza de las palabras como expresión de los sentimientos que el sexo despierta comunicadas a través de la tinta y el papel son un valioso testimonio que ha llegado hasta nosotros hoy y que, con toda seguridad, seguirá emocionando en el futuro.

Lecciones de amor del Kama-sutra

Con la copa engastada de lapislázuli
la espero,
junto al estanque, el agua de colonia y la tarde
la espero,
con la paciencia del caballo preparado para los senderos de la montaña
la espero,
con la elegancia del príncipe refinado y bello
la espero,
con siete almohadas rellenas de nubes ligeras
la espero,
con el fuego del penetrante incienso femenino
la espero,
con el perfume masculino del sándalo en el lomo de los caballos
la espero.

No te impacientes. Si llega tarde
espérala
y si llega antes de tiempo
espérala,
y no asustes al pájaro posado en sus trenzas.

Espérala,
para que se sienta tranquila, como el jardín en plena floración.

Espérala
para que respire este aire extraño en su corazón.

Espérala
para que se suba la falda y aparezcan sus piernas nube a nube.

Espérala
y llévala a una ventana para que vea una luna bañada en leche.

Espérala
y ofrécele el agua antes que el vino,
no mires el par de perdices dormidas en su pecho.

Espérala
y roza suavemente su mano cuando
poses la copa en el mármol,
como si le quitaras el peso del rocío.

Espérala
y habla con ella como la flauta

con la temerosa cuerda del violín,
como si fuerais dos testigos de lo que os reserva el mañana.

Espérala
y pule su noche anillo a anillo.

Espérala
hasta que la noche te diga:
no quedáis más que vosotros dos en el mundo.

Entonces llévala con dulzura a tu muerte deseada
y espérala...

Del Cantar de los Cantares (Canto 7)

¿Por qué miráis a la Sulamita,
como en una danza de dos coros?
¡Qué bellos son tus pies en las sandalias,
hija de príncipe!
Las curvas de tus caderas son como collares,
obra de mano de artista.
Tu ombligo es un ánfora redonda,
donde no falta vino de mixtura.
Tu vientre, un cúmulo de trigo,
de lirios rodeado.
Tus dos pechos, como dos crías
mellizas de gacela.
Tu cuello como torre de marfil.
....
¡Qué bella eres, qué encantadora,
oh amor, oh delicias!
Tu talle se parece a la palmera,
tus pechos a los racimos.
Me dije: subiré a la palmera,
recogeré sus frutos.
¡Sean tus pechos como racimos de uvas,
el perfume de tu aliento como el de las manzanas,
tu paladar como vino generoso,
que va derecho hacia el Amado,
como fluye en los labios de los que dormitan!
Yo soy para mi Amado,
y hacia mí tiende su deseo.

Oda a Afrodita

Safo, poeta de la Antigua Grecia
(650/610-580 a. J. C.)

¡Oh, tú en cien tronos Afrodita reina,
hija de Zeus, inmortal, dolosa:
No me acongojes con pesar y sexo
ruégote, Cipria!
Antes acude como en otros días,
mi voz oyendo y mi encendido ruego;
por mí dejaste la del padre Jove
alta morada.
El áureo carro que veloces llevan
bellos gorriones, sacudiendo el ala,
Al negro suelo, desde el éter puro
raudo bajaba.
Y tú, ¡oh, dichosa!, en tu inmortal semblante
te sonreías: ¿Para qué me llamas?
¿Cuál es tu anhelo? ¿Qué padeces ahora?
—me preguntabas.
¿Arde de nuevo el corazón inquieto?
¿A quién pretendes enredar en suave
lazo de amores? ¿Quién tu red evita,
mísera Safo?
Que si te huye, tornará a tus brazos,
y más propicio te ofrecerá dones,
y cuando esquives el ardiente beso,
querrá besarte.
Ven, pues, ¡oh diosa!, y mis anhelos cumple,
liberta el alma de su dura pena;
cual protectora, en la batalla lidia
siempre a mi lado

Vino y rosas

Ibn Zaydun, poeta andalusí (1003-1070)

Cuántas veces pedí, vino una gacela
y ella me ofrecía vino y rosas,
pues pasaba la noche libando el licor de sus labios
y cogiendo rosas de sus mejilas.

Tiene carácter dulce, talle perfecto,
y una gracia como el aroma o la euforia del vino.
Me ofrece solaz su charla, tan deleitosa
como la unión amorosa lograda tras larga ausencia.

La joven desnuda

Li-Chuang- Ki, poeta chino (1703-1758)

Para ir a encontrar a su novio
bajo el sauce que da sobre el río,
se cubrió con dos túnicas bellas,
sus más bellas túnicas,
por sólo atavío.

Cuando el sol se perdió tras la altura
conversaban aún con dulzura.
Y encendida de rubor de repente,
ocultando en las manos la frente,
levantose a la orilla del sauce;
de las tres le faltaba una túnica:
la sombra del sauce...

Las flores de la primavera salen...

Rabindranath Tagore, poeta, novelista
y músico indio (1861-1941)

Las flores de la primavera salen,
como el apasionado dolor del amor no dicho;
y con su aliento, vuelve el recuerdo de mis canciones antiguas.
Mi corazón, de improviso, se ha vestido de hojas verdes de deseo.
No vino mi amor, pero su contacto está en mi cuerpo
y su voz me llega a través de los campos fragantes.
Su mirar está en la triste profundidad del cielo, pero
¿dónde están sus ojos? Sus besos zigzaguean por el aire,
pero sus labios, ¿dónde están?

Fiera de amor

Delmira Agustini,
poeta uruguaya (1886-1914)

Fiera de amor, yo sufro hambre de corazones.
De palomos, de buitres, de corzos o leones,
No hay manjar que más tiente, no hay más grato sabor;
Había ya estragado mis garras y mi instinto,
Cuando erguida en la casi ultratierra de un plinto,
Me deslumbró una estatua de antiguo emperador.

Y crecí de entusiasmo; por el tronco de piedra
Ascendió mi deseo como fulmínea hiedra
Hasta el pecho, nutrido en nieve al parecer;
Y clamé al imposible corazón... la escultura
Su gloria custodiaba serenísima y pura,
Con la frente en Mañana y la planta en Ayer.

Perenne mi deseo, en el tronco de piedra
Ha quedado prendido como sangrienta hiedra;
Y desde entonces muerdo soñando un corazón
De estatua, presa suma para mi garra bella;
No es ni carne ni mármol: una pasta de estrella
Sin sangre, sin calor y sin palpitación...

¡Con la esencia de una sobrehumana pasión!

La casada infiel

Federico García Lorca, poeta,
dramaturgo y novelista español (1898-1936)

Y que yo me la llevé al río
creyendo que era mozuela,
pero tenía marido.

Fue la noche de Santiago
y casi por compromiso.
Se apagaron los faroles
y se encendieron los grillos.
En las últimas esquinas
toqué sus pechos dormidos,

y se me abrieron de pronto
como ramos de jacintos.
El almidón de su enagua
me sonaba en el oído,
como una pieza de seda
rasgada por diez cuchillos.
Sin luz de plata en sus copas
los árboles han crecido,
y un horizonte de perros
ladra muy lejos del río.

*

Pasadas las zarzamoras,
los juncos y los espinos,
bajo su mata de pelo
hice un hoyo sobre el limo.
Yo me quité la corbata.
Ella se quitó el vestido.
Yo el cinturón con revólver.
Ella sus cuatro corpiños.
Ni nardos ni caracolas
tienen el cutis tan fino,
ni los cristales con luna
relumbran con ese brillo.
Sus muslos se me escapaban
como peces sorprendidos,
la mitad llenos de lumbre,
la mitad llenos de frío.
Aquella noche corrí
el mejor de los caminos,
montado en potra de nácar
sin bridas y sin estribos.
No quiero decir, por hombre,
las cosas que ella me dijo.
La luz del entendimiento
me hace ser muy comedido.
Sucia de besos y arena
yo me la llevé del río.
Con el aire se batían
las espadas de los lirios.

Me porté como quien soy.
Como un gitano legítimo.
Le regalé un costurero
grande de raso pajizo,

y no quise enamorarme
porque teniendo marido
me dijo que era mozuela
cuando la llevaba al río.

Los veinte poemas

Pablo Neruda, poeta,
escritor y político chileno (1904-1973)

(1)

Cuerpo de mujer, blancas colinas, muslos blancos,
te pareces al mundo en tu actitud de entrega.
Mi cuerpo de labriego salvaje te socava
y hace saltar el hijo del fondo de la tierra.

Fui solo como un túnel. De mí huían los pájaros
y en mí la noche entraba su invasión poderosa.
Para sobrevivirme te forjé como un arma,
como una flecha en mi arco, como una piedra en mi honda.

Pero cae la hora de la venganza, y te amo.
Cuerpo de piel, de musgo, de leche ávida y firme.
¡Ah los vasos del pecho! ¡Ah los ojos de ausencia!
¡Ah las rosas del pubis! ¡Ah tu voz lenta y triste!

Cuerpo de mujer mía, persistiré en tu gracia.
Mi sed, mi ansia sin límite, mi camino indeciso!
Oscuros cauces donde la sed eterna sigue,
Y la fatiga sigue, y el dolor infinito.

Yo no quiero más luz que tu cuerpo ante el mío

Miguel Hernández, poeta
y dramaturgo español (1910-1942)

Yo no quiero más luz que tu cuerpo ante el mío:
claridad absoluta, transparencia redonda.
Limpidez cuya entraña, como el fondo del río,
con el tiempo se afirma, con la sangre se ahonda.

¿Qué lucientes materias duraderas te han hecho,
corazón de alborada, carnación matutina?
Yo no quiero más día que el que exhala tu pecho.
Tu sangre es la mañana que jamás se termina.

No hay más luz que tu cuerpo, no hay más sol: todo ocaso.
Yo no veo las cosas a otra luz que tu frente.
La otra luz es fantasma, nada más, de tu paso.
Tu insondable mirada nunca gira al poniente.

Claridad sin posible declinar. Suma esencia
del fulgor que ni cede ni abandona la cumbre.
Juventud. Limpidez. Claridad. Transparencia
acercando los astros más lejanos de lumbre.

Claro cuerpo moreno de calor fecundante.
Hierba negra el origen; hierba negra las sienes.
Trago negro los ojos, la mirada distante.
Día azul. Noche clara. Sombra clara que vienes.

Yo no quiero más luz que tu sombra dorada.
Donde brotan anillos de una hierba sombría.
En mi sangre, fielmente por tu cuerpo abrasada,
para siempre es de noche: para siempre es de día.

Índice

· ·

• *F* •

• *N* •

• *O* •

• *P* •

• R •

IDIOMAS

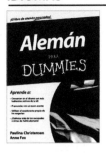

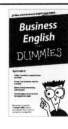

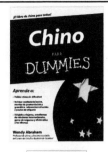

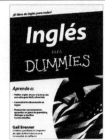

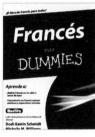

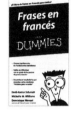

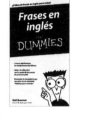

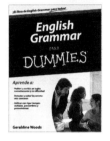

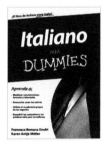

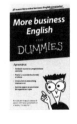

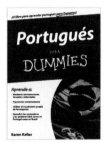

RELACIONES

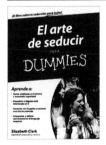

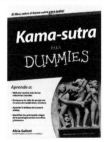

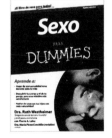

OCIO Y AFICIONES

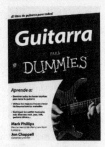

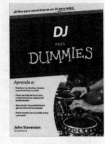

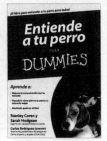

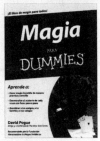

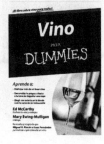

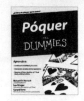

INFORMÁTICA

ESPIRITUALIDAD

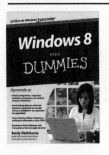

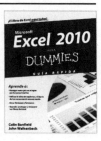

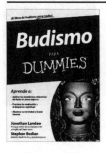

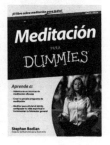

MANAGEMENT

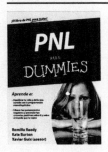

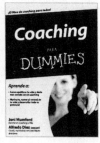

CULTURA GENERAL

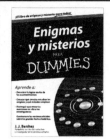

SALUD

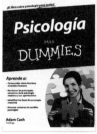

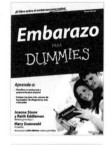

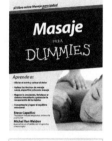

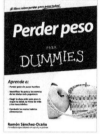

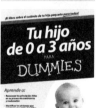

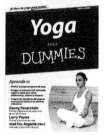

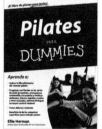